国家卫生和计划生育委员会"十二五"规划教材
全国卫生职业教育教材建设指导委员会"十二五"规划教材
全国高职高专院校配套教材
供护理、助产专业用

健康评估
实训与学习指导

主　编　刘成玉　王元松
副主编　杨　颖　佟玉荣　张纪云
编　者（以姓氏笔画为序）
　　　　王元松（青岛大学）
　　　　邓丽娜（厦门医学高等专科学校）
　　　　田景惠（泰山医学院）
　　　　刘士生（唐山职业技术学院）
　　　　刘成玉（青岛大学）
　　　　杨　颖（山西职工医学院）
　　　　佟玉荣（首都医科大学）
　　　　沈建箴（福建医科大学）
　　　　张纪云（山东医学高等专科学校）
　　　　林发全（广西医科大学）
　　　　周菊芝（宁波卫生职业技术学院）
　　　　魏丽丽（青岛大学）

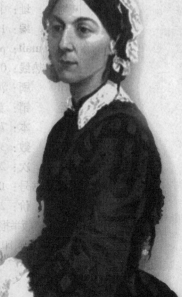

人民卫生出版社

图书在版编目（CIP）数据

健康评估实训与学习指导/刘成玉，王元松主编.
—北京：人民卫生出版社，2014
ISBN 978 - 7 - 117 - 18785 - 5

Ⅰ.①健…　Ⅱ.①刘…　②王…　Ⅲ.①健康-评估-
医学院校-教学参考资料　Ⅳ.①R471

中国版本图书馆 CIP 数据核字（2014）第 135491号

人卫社官网　www.pmph.com	出版物查询，在线购书
人卫医学网　www.ipmph.com	医学考试辅导，医学数据库服务，医学教育资源，大众健康资讯

健康评估实训与学习指导

主　　编：刘成玉　王元松
出版发行：人民卫生出版社（中继线 010-59780011）
地　　址：北京市朝阳区潘家园南里 19 号
邮　　编：100021
E－mail：pmph @ pmph.com
购书热线：010 - 59787592　010 - 59787584　010 - 65264830
印　　刷：河北新华第一印刷有限责任公司
经　　销：新华书店
开　　本：787×1092　1/16　印张：14
字　　数：341 千字
版　　次：2014 年 9 月第 1 版　2019 年 12 月第 1 版第 9 次印刷
标准书号：ISBN 978 - 7 - 117 - 18785 - 5/R·18786
定　　价：23.00 元

打击盗版举报电话：010-59787491　E-mail：WQ@pmph.com
（凡属印装质量问题请与本社市场营销中心联系退换）

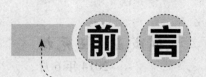

前言

　　为了适应我国护理教育发展的需要,帮助学生更快更好地掌握健康评估基本理论、基本知识和基本技能,我们以国家卫生与计划生育委员会"十二五"规划教材《健康评估》(第3版)为蓝本,编写了配套教材《健康评估实训与学习指导》。本书适用于护理、助产专业学生健康评估实训课、学习健康评估和学科考试,也适用于护士(师)、进修护士(师)和基层护理人员工作中参考。

　　《健康评估实训与学习指导》分为两篇,第一篇为实训指导,第二篇为学习指导。

　　实训指导编写的主导思想是围绕理论教材内容,选择相关实训项目,巩固所学知识、提高健康评估的技能。实训指导包括健康史评估方法、一般状态评估、胸部和腹部评估、心电图检查、心理评估和社会评估,以及健康评估记录等内容。

　　学习指导包括《健康评估》(第3版)的全部章节的重点内容,通过选择题、名词解释、填空题和问答题的形式,帮助读者掌握基本知识和重点内容,且每章节都配有学习目标与考纲精要、自测题等,并附有参考答案,帮助读者明确教材基本内容,掌握答题基本要领,以提高分析问题、解决问题的能力。

　　选择题主要以A型选择题(A1,A2,A3,A4型)、B型选择题(B1、B2型)和X型选择题为主。A1型题(单句最佳选择题):每道试题由一个题干和5个备选答案组成,备选答案中只有一个是最佳选择,其余为干扰选项。A2型题(病历摘要最佳选择题):题干是一个叙述性主体(如简要的病历),有5个备选答案,备选答案只有一个是正确的。A3型题(病历组最佳选择题):试题结构是以病历为中心的描述,然后提出2~3个相关的问题,每个问题均以此病历为背景,提出测试要点,每个测试要点(问题)由5个备选答案共同组成,但备选答案只有一个是正确的。A4型(病历串型最佳选择题):试题以叙述一个病历为背景,而后根据病情发展提出4~9个相关问题,每问由5个备选答案组成,但只有一个是正确的。B1型(标准配伍型):试题首先给出5个备选答案,提出2个问题,每问在备选答案中选一个正确答案,每个备选答案可被选用数次,也可以一次也不选。B2型题(扩展配伍题):该试题形式及答案选择基本同B1型题,只是备选答案由B1型的5个增到多个答案,提出2个以上的问题。X型题(多选题):此题由一个题干和5个备选答案组成,选出的备选正确答案可以是2,3,5个,不能有1,4个正确答案。

在本书编写过程中得到了各编者及所在单位的大力支持，在此表示衷心感谢。由于编者的学术水平以及对编写内容掌握的能力有限，本书不妥之处，敬请广大读者批评指正。

刘成玉　王元松

2014 年 6 月

目 录

第一篇 实训指导

实训一 健康史评估方法 ………………………………………………………… 1
实训二 身体评估基本方法 ………………………………………………………… 3
实训三 一般状态评估 …………………………………………………………… 5
实训四 皮肤和淋巴结评估 ……………………………………………………… 7
实训五 头部和颈部评估 ………………………………………………………… 9
实训六 胸壁、胸廓、乳房和肺评估 …………………………………………… 12
实训七 心脏与血管评估 ………………………………………………………… 14
实训八 腹部、脊柱与四肢、神经系统评估 …………………………………… 16
实训九 心理评估 ………………………………………………………………… 18
实训十 正常心电图 ……………………………………………………………… 20
实训十一 异常心电图 …………………………………………………………… 21
实训十二 血液、尿液和粪便检查 ……………………………………………… 22
实训十三 整体评估（模拟病房） ……………………………………………… 23
实训十四 健康评估记录书写 …………………………………………………… 25

第二篇 学习指导

第一章 健康资料与健康史评估 ………………………………………………… 27
第二章 常见症状评估 …………………………………………………………… 33
第三章 身体评估 ………………………………………………………………… 66
　第一节 身体评估的基本方法 ………………………………………………… 66
　第二节 一般状态评估 ………………………………………………………… 71
　第三节 皮肤和淋巴结评估 …………………………………………………… 77
　第四节 头部和颈部评估 ……………………………………………………… 82
　第五节 胸壁、胸廓和乳房评估 ……………………………………………… 90
　第六节 肺脏评估 ……………………………………………………………… 93
　第七节 心脏与血管评估 ……………………………………………………… 102

第八节　腹部评估 ………………………………………………… 114
第九节　肛门、直肠和生殖器评估 ……………………………… 125
第十节　脊柱与四肢评估 ………………………………………… 129
第十一节　神经系统评估 ………………………………………… 136
第四章　心理评估与社会评估 …………………………………………… 140
第五章　实验室检查 ……………………………………………………… 147
第六章　心电图检查 ……………………………………………………… 175
第七章　影像学检查 ……………………………………………………… 187
第一节　X线检查 ………………………………………………… 187
第二节　计算机体层成像检查 …………………………………… 194
第三节　磁共振成像检查 ………………………………………… 196
第四节　核医学检查 ……………………………………………… 198
第五节　超声检查 ………………………………………………… 200
第八章　护理诊断的思维方法 …………………………………………… 203
第九章　健康评估记录 …………………………………………………… 209

第一篇 实训指导

实训一 健康史评估方法

【目的】

1. 掌握问诊的内容、方法和技巧;使所采集的病人主观资料内容系统、完整而且逻辑性强。
2. 熟悉问诊在健康评估中的重要性。
3. 了解健康评估的实训计划、方法及注意事项。
4. 整理问诊内容,能够书写健康评估记录的病史部分。
5. 通过问诊能够与病人建立初步良好的护患关系。

【器材与对象】

实训室(模拟病房)、门诊病历、模拟病人。

【内容】

1. 准备阶段　问诊环境、问诊时间、问诊内容、可能出现问题的预测和准备、参阅相关资料。
2. 开始阶段　礼貌地称呼、自我介绍、做有关说明、进行一般性交谈。
3. 深入阶段　循序渐进逐步深入地问诊、注意问诊的时间顺序、应用适当的提问方式、引导问诊方向、及时核实信息。
4. 结束阶段　总结、有礼貌地结束谈话。
5. 要注意倾听和使用非语言沟通技巧。
6. 问诊内容　一般资料、主诉、现病史、既往健康史、目前用药史、成长发展史、家族健康史。
7. 病房实训　有条件者可在教师的带领下到医院病房对病人进行独立问诊,并简要记录。

【方法】

1. 实训前教师准备 4~5 份门诊病历以备应用。
2. 学生每 2 人一组,模拟护士和病人进行问诊,并定时互换。
3. 教师巡回指导,发现问题及时纠正。
4. 如有时间,对存在问题较多的评估项目随机抽取一组学生演示,其他同学观摩、点评。

1

5. 结束前教师进行总结、点评,将存在的问题加以指正。

6. 结束后整理交谈内容,书写健康评估记录(病史部分)。

7. 到医院进行问诊的同学,应首先在教师的指导下阅读病人住院病历,对病人的基本情况有一个初步了解,以便问诊有序进行。

【注意事项】

1. 着装整齐,仪表仪容符合护士要求。注意交谈双方就坐的位置及坐姿。

2. 尊重对方,态度要和蔼、热情,注意语言对病人的影响。

3. 在病房问诊时,应遵守病房规则、听从病区工作人员的指导,未经教师允许不得擅自进入病区,在未能熟练掌握基本评估方法以前不能评估病人。进病区要注意"四轻"(走路轻、说话轻、开关门轻、一切操作轻)。

4. 对病人的态度既要严肃,又要和蔼、热情,特别注意语言对病人的影响。谈话要注意效果,不得谈论影响病人情绪的一切问题。

5. 要爱护、体贴病人、避免因实训给病人增加痛苦。要注意衣帽整洁,不穿戴工作衣帽者不能进病房实训。

6. 作好隔离工作,不要坐在病人床上,实训结束后要洗手。

(刘士生)

实训二 身体评估基本方法

【目的】
1. 掌握身体评估的基本方法。
2. 熟悉身体评估基本方法的适应范围。

【器材与对象】
正常人,听诊器、叩诊锤、教学片。

【内容】
视诊、触诊、叩诊、听诊分类、操作方法、适应范围及注意事项。

1. 视诊 是以视觉来观察病人全身或局部状态的评估方法。

(1) 常规视诊:身体评估的第一步就是从整体观察病人,观察病人的步态、有无目光接触、说话的方式、体位、表情、营养状况、身体的比例、有无畸形、有无异常举动等。

(2) 近距离视诊:近距离视诊就是把注意力集中在某一部位进行细致的观察。

2. 触诊 是护士通过手与病人体表局部接触后的感觉或病人的反应,发现身体有无异常的评估方法。触诊目的不同,触诊时施加的压力亦轻重不一,临床上可将触诊分为浅部触诊法与深部触诊法。

(1) 浅部触诊法:护士将一手轻轻放在被评估的部位,利用掌指关节和腕关节的协同动作,轻柔地进行滑动触诊。

(2) 深部触诊法:护士将一手或两手重叠放置于被评估部位,由浅入深,逐渐加压以达深部。根据评估目的和手法的不同又可分为4种:深部滑行触诊法、双手触诊法、深压触诊法、冲击触诊法。

3. 叩诊 是医生用手指叩击病人体表,使之震动而产生音响的评估方法。由于器官密度、组织构成和叩诊的力度不同,产生的叩诊音也不同。

(1) 间接叩诊法:叩诊的基本要领是"紧(左手中指第二指骨紧贴叩诊部位)、翘(左手其他手指稍抬起,勿与体表接触)、直(以右手中指指端垂直叩击左手中指第二指骨前段)、匀(叩击的力量要均匀一致)、快(每次叩击后右手要快速抬起)"。

(2) 直接叩诊法:护士用右手中间三指的掌面直接拍击被评估的部位,借拍击的反响和指下的震动感来判断病变情况的方法。

4. 听诊 是医生用耳或借助于听诊器听取身体内有运动舒缩能力及气体或血液流动的脏器所发出的声音,以识别正常与病理状态的方法。

(1) 直接听诊法:用耳廓直接贴在病人的体表上进行听诊,用此法所听得的体内声音很微弱,而且既不卫生也不方便,目前也只有在某些特殊紧急情况下才采用。

(2) 间接听诊法:是指采用听诊器进行的听诊。

【方法】

在实训室内,先由教师示教后,学生每两人一组互相评估练习;观看身体评估教学片。

【注意事项】

1. 视诊的注意事项

(1) 视诊是一种常被忽略的诊断和评估方法,极易发生视而不见的现象。学习视诊需要反复练习,并记住:"视觉是一种能力,而眼力则是一种技巧"。因此,必须反复地临床实践,进行细致、敏锐地观察,并将视诊与其他评估方法结合起来,才能为临床诊断提供翔实的资料和有价值的线索。

(2) 视诊最好在自然光线下进行,夜间在普通灯光下常不易辨别黄疸和发绀,苍白和皮疹也不易观察清楚。侧面来的光线对观察搏动或肿物的轮廓有一定的帮助。

2. 触诊的注意事项

(1) 触诊前应向病人解释触诊的目的和怎样配合,触诊时手要温暖轻柔,避免引起病人的精神和肌肉紧张,而影响触诊效果。

(2) 护士与病人都应采取适宜的位置,护士应站在病人的右侧,面向病人,以便随时观察病人的面部表情;病人取仰卧位,双手自然置于体侧,双下肢屈曲,尽可能放松腹肌。

(3) 进行下腹部触诊时,可根据需要嘱病人排空大小便,以免影响触诊,或将充盈的膀胱误认为腹腔包块。

(4) 触诊时要手脑并用,结合病变的解剖部位和毗邻关系,边触诊边思考,反复斟酌,以判断病变的性质和来源。

3. 叩诊的注意事项

(1) 环境应安静,以免影响叩诊音的判断。叩诊时嘱病人充分暴露被评估部位,并使肌肉放松。

(2) 叩诊时应注意对称部位的比较与鉴别。

(3) 叩诊时不仅要注意叩诊音响的变化,还要注意不同部位或病变所产生震动感的差异。

(4) 叩击动作要灵活、短促、富有弹性。叩击后右手应立即抬起,以免影响音响的振幅与频率。叩击力量要均匀适中,使产生的声响一致,才能正确判断叩诊音的变化。

4. 听诊的注意事项

(1) 听诊时环境要安静、温暖、避风。寒冷可引起病人肌束颤动,出现附加音,影响听诊效果。

(2) 听诊时应根据病情嘱病人采取适当的体位,对衰弱不能起床的病人,为减少病人翻身的痛苦,以使用膜型听诊器为佳。

(3) 听诊前应注意耳件方向是否正确,管腔是否通畅;胸件要紧贴于被评估的部位,避免与皮肤摩擦而产生附加音。

(4) 听诊时注意力要集中,听诊心脏时要排除呼吸音的干扰,听诊肺部时也要排除心音的干扰。

实训三 一般状态评估

一、正常一般状态评估

【目的】

掌握一般状态的基本评估方法及内容,判断成人发育正常的指标和营养状态的评估指标及分级。

【器材与对象】

体重计、软尺、正常人。

【内容】

1. 年龄　询问年龄并观察皮肤、肌肉、毛发颜色、面部及颈部皮肤皱纹,牙齿状态。
2. 发育与体型　测量身高、体重、胸围、坐高及下肢长度。
3. 营养状态　观察皮肤、毛发、皮下脂肪、肌肉的发育情况并对营养状态进行分级;计算标准体重和体重质量指数。

【方法】

1. 集体观看相应的教学片,再由教师对重点评估内容进行示教,然后每2人一组进行互相评估,教师做巡回指导。
2. 结束前教师进行总结,将存在问题加以指正。
3. 结束后按健康评估记录书写的格式及内容,将本次评估结果如实记录。

【注意事项】

1. 光线要适宜。
2. 准确测量和记录相关数据。

二、异常一般状态评估

【目的】

1. 掌握异常营养状态的评估指标,常见异常面容、强迫体位的特点及临床意义和常见强迫体位的特点及临床意义。
2. 熟悉意识障碍的评估方法。
3. 了解常见异常步态的特点及临床意义。

【器材与对象】

病人、体重计、竹签、棉签、手电筒。

【内容】

1. 观察病态发育的特点。

2. 观察营养不良病人的皮肤、黏膜、肌肉、脂肪、指甲、毛发、肋间隙、锁骨上窝、肩胛骨等部位。

3. 观察意识障碍病人的痛觉试验、对光反射等。

4. 观察急性病容、慢性病容、贫血面容、肝病面容、肾病面容、甲状腺功能亢进面容、黏液性水肿面容、二尖瓣面容、肢端肥大症面容、满月面容特点。

5. 观察被动体位及常见强迫体位，如强迫仰卧位、强迫俯卧位、强迫侧卧位、强迫坐位、辗转体位、角弓反张位的特点。

6. 观察蹒跚步态、醉酒步态、共济失调步态、慌张步态、跨阈步态、剪刀步态等常见异常步态的特点。

【方法】

教师事先找好典型病人，评估时先讲解病人的体征及特点，并示教相关评估方法，再由学生轮流评估。

【注意事项】

评估意识障碍病人时，根据病情评估相应的神经反射。

实训四 皮肤和淋巴结评估

一、正常皮肤和淋巴结评估

【目的】

掌握皮肤和淋巴结的评估方法。

【器材与对象】

正常人。

【内容】

1. 皮肤　评估皮肤颜色、弹性、观察毛发的多少及分布。

2. 淋巴结　按顺序(耳前、耳后、乳突区、枕骨下区、颈后三角、颈前三角、锁骨上窝、腋窝、滑车上、腹股沟、腘窝等)评估浅表淋巴结。

【方法】

1. 集体观看相应的教学片,再由教师对重点评估内容进行示教,然后每2人一组进行互相评估,教师做巡回指导。

2. 结束前教师进行总结,将存在的问题加以指正。

3. 结束后按健康评估记录书写的格式及内容,将评估内容和结果如实记录。

【注意事项】

评估淋巴结时,放松被评估的部位,以利于触诊。

二、异常皮肤和淋巴结评估

【目的】

1. 掌握常见皮肤颜色改变、常见皮疹的分类、特点及临床意义。掌握淋巴结肿大常见病因及特点。

2. 熟悉水肿的分度及特点。

【器材与对象】

有典型体征的病人。

【内容】

1. 皮肤　①颜色:苍白、发红、发绀、黄染、色素沉着。②弹性减退。③皮疹:斑疹、丘疹、斑丘疹、荨麻疹。④皮下出血：瘀点、紫癜、瘀斑、血肿。⑤蜘蛛痣及肝掌。⑥水肿：特点（凹陷性、非凹陷性）及程度。

2. 淋巴结 淋巴结肿大的部位、大小、数量、硬度、压痛、活动度、粘连，局部皮肤红肿、瘢痕、瘘管。

【方法】

教师事先找好典型病人，评估时先讲解病人的体征及特点，并示教评估方法，再由学生轮流评估。

【注意事项】

1. 光线要适宜。
2. 发现淋巴结肿大时，注意寻找引起淋巴结肿大的原发病灶。

实训五 头部和颈部评估

一、正常头部和颈部评估

【目的】

1. 掌握眼、耳、鼻、口腔、颈部血管、甲状腺、气管的评估方法。
2. 熟悉颈部分区。

【器材与对象】

软尺、视力表、色觉表、手电筒、音叉、检耳镜、检鼻镜、压舌板、正常人。

【内容】

1. 头发和头皮 头发颜色、疏密度、头皮颜色。
2. 头颅 大小、形态、头围。
3. 眼 ①眼睑:位置、闭合。②结膜:翻转上睑、颜色。③眼球:外形、运动、指压法测眼压。④巩膜:颜色。⑤角膜:透明度。⑥瞳孔:大小、形态、对称性、对光反射、调节及集合反射。
4. 耳 ①耳廓:外形、大小、对称性。②外耳道:颜色、分泌物。③鼓膜:位置、颜色、形态。④乳突。⑤粗测法测听力。
5. 鼻 鼻外形和皮肤颜色、鼻腔黏膜颜色、鼻中隔位置、鼻窦。
6. 口腔 ①口唇:颜色、形态、口角位置。②口腔黏膜:颜色、光洁度。③牙齿:形状和色泽、有无龋齿、残根、缺齿和义齿。④牙龈:颜色、状态。⑤舌:形态、运动、位置、舌苔。⑥咽部与扁桃体:咽部黏膜颜色、表面、分泌物;扁桃体大小、表面、分泌物、肿大分度。
7. 颈部外形、姿势与运动 外形、皮肤、姿势、对称性、运动。
8. 颈部血管 颈静脉充盈、颈动脉搏动、血管音。
9. 甲状腺 ①视诊:甲状腺大小及对称性。②触诊:甲状腺大小、质地、结节、压痛、震颤。③听诊:静脉及动脉杂音。④肿大分度。
10. 气管位置。

【方法】

1. 集体观看相应的教学片,再由教师对重点评估内容进行示教,然后每2人一组进行互相评估,教师做巡回指导。
2. 结束前教师进行总结,将存在的问题加以指正。
3. 结束后按健康评估记录书写的格式及内容,将评估内容和结果如实记录。

【注意事项】

1. 翻转上睑时,按照要领操作,动作要轻柔。
2. 评估鼻窦和乳突压痛时,用力要适度。
3. 用压舌板评估咽部时,压舌板放置位置要正确。

二、异常头部和颈部评估

【目的】

1. 掌握眼、耳、鼻、口腔的常见体征及临床意义。
2. 掌握颈部血管、甲状腺、气管常见体征的评估方法及临床意义。
3. 熟悉常见头颅畸形的特点及临床意义。

【器材与对象】

软尺、手电筒、音叉、检耳镜、检鼻镜、压舌板、典型病人。

【内容】

1. 头发和头皮 头发颜色、疏密度、脱发类型和特点;头皮颜色、头皮屑、头癣、疖痈、瘢痕。
2. 头颅 大小、畸形(小颅、尖颅、方颅、巨颅)、头部活动受限、头部不随意运动、点头运动。
3. 眼 ①眼睑:睑内翻、上睑下垂、眼睑闭合障碍、眼睑水肿。②结膜:发红、颗粒与滤泡、苍白、出血点。③眼球:突出、凹陷、运动障碍、复视、眼球震颤。④巩膜:黄染。⑤角膜:透明度、云翳、白斑、软化、溃疡、新生血管。⑥瞳孔:大小、形态、对称性、对光反射、调节及集合反射。
4. 耳 ①耳廓:畸形、瘢痕、瘘口、结节。②外耳道:红肿、分泌物、流血、溢脓。③鼓膜:内陷、外凸、颜色改变、穿孔。④乳突压痛。⑤听力减退。
5. 鼻 鞍鼻、蛙状鼻、皮肤色素沉着,鼻出血,鼻腔黏膜充血、糜烂、分泌物,鼻窦压痛。
6. 口腔 ①口唇:苍白、发绀、疱疹、口角歪斜。②口腔黏膜:色素沉着、Koplik 斑、溃疡、鹅口疮。③牙齿:斑釉牙、龋齿、残根、缺齿、义齿。④牙龈:水肿、溢脓、牙龈缘出血、蓝灰色点线。⑤舌:舌体增大、舌苔改变、地图舌、草莓舌、牛肉舌、镜面舌、震颤、偏移。⑥咽部与扁桃体:黏膜充血、红肿、表面粗糙、淋巴滤泡增殖,扁桃体肿大并分度。
7. 颈部姿势与运动 头不能抬起、斜颈、颈部运动受限及疼痛、颈部强直。
8. 颈部血管 颈静脉怒张及搏动,颈动脉明显搏动。
9. 甲状腺 ①视诊:甲状腺的大小和对称性。②触诊:甲状腺的大小、质地、对称性、结节、压痛及震颤。③听诊:连续性静脉"嗡鸣"音及收缩期吹风样动脉杂音。④甲状腺肿大分度。
10. 气管 气管偏移的方向。

【方法】

教师事先找好典型病人,评估时先讲解病人的体征及特点,并示教评估方法,再由学生轮流评估。

【注意事项】

1. 评估气管位置时，姿势要端正、准确。
2. 甲状腺触诊时，手法要轻柔。

（沈建箴）

实训六 胸壁、胸廓、乳房和肺评估

一、正常胸壁、胸廓、乳房、肺评估

【目的】

1. 掌握胸壁、胸廓、乳房的评估方法,肺的评估方法。
2. 能识别胸部的体表标志。

【器材与对象】

听诊器、教学片、诊察床、心肺模拟听诊仪、正常人。

【内容】

1. 胸部的体表标志 ①骨骼标志:胸骨柄、胸骨角、剑突、腹上角、肋骨、肋间隙、肩胛骨、肩胛下角、脊柱棘突、肋脊角。②垂直线标志:前正中线、锁骨中线、胸骨线、腋前线、腋后线、腋中线、肩胛线、后正中线。③自然陷窝和解剖区域:腋窝、胸骨上窝、锁骨上窝、肩胛上区、肩胛下区、肩胛间区。
2. 胸壁、胸廓 胸壁静脉、肋间隙、胸廓形状。
3. 乳房 ①视诊:对称性、皮肤、乳头、腋窝及锁骨上窝。② 触诊:质地、弹性、腋窝及锁骨上窝淋巴结。
4. 肺脏 ①视诊:呼吸运动,呼吸频率、深度及节律。②触诊:胸廓扩张度、语音震颤。③叩诊:肺上界、肺下界、肺下界移动范围。④听诊:正常呼吸音、语音共振。

【方法】

1. 集体观看相应的电教片,再由教师对重点评估内容进行示教,然后每2人一组进行互相评估,教师做巡回指导。
2. 心肺模拟听诊仪练习。
3. 学生代表示教,教师和其他学生共同评价,将存在问题加以指正。
4. 结束后按照健康评估记录书写的格式及内容,将评估内容和结果如实记录。

【注意事项】

1. 触诊乳房时,手指和手掌平置在乳房上,旋转或滑动触诊,按顺序进行。
2. 叩诊时,板指贴紧被评估部位,叩指均匀用力。肺脏叩诊时,注意两侧对比。

二、异常胸壁、胸廓、乳房、肺评估

【目的】

1. 掌握肺常见的体征及临床意义。

2. 能识别胸壁、胸廓、乳房常见的体征,并说出其临床意义。

【器材与对象】

听诊器、有典型体征的病人。

【内容】

1. 胸壁　确定胸壁充盈或曲张静脉的方向、皮下气肿、胸壁压痛、胸骨压痛和叩击痛、肋间隙回缩和膨隆。

2. 胸廓　扁平胸、桶状胸、佝偻病胸(佝偻病串珠、肋膈沟、漏斗胸、鸡胸)、胸廓一侧膨隆或下陷、胸廓局部隆起、胸廓畸形。

3. 乳房　①视诊:双侧不对称,皮肤发红、水肿、回缩;乳头位置、大小、不对称、倒置或内陷,乳头分泌物。②触诊:硬度增加、弹性消失、压痛、包块。

4. 肺　①视诊:呼吸运动减弱,呼吸频率、深度改变,潮式呼吸、间停呼吸、叹气样呼吸。② 触诊:胸廓扩张度降低、语音震颤减弱或消失、语音震颤增强、胸膜摩擦感。③叩诊:肺下界降低及上升、肺下界移动范围减小、浊音、实音、过清音、鼓音。④听诊:肺泡呼吸音减弱或消失、呼气音延长、粗糙呼吸音、异常支气管呼吸音、异常支气管肺泡呼吸音、湿啰音、干啰音、语音共振减弱、胸膜摩擦音。

【方法】

教师事先找好典型病人,评估时先讲解病人的体征及特点,并示教评估方法,再由学生轮流评估。

【注意事项】

1. 视诊时尽量缩短病人暴露时间,并注意遮盖。
2. 触诊和听诊时,避免手和听诊器胸件太凉。

实训七 心脏与血管评估

一、正常心脏与血管评估

【目的】

1. 掌握心脏的视诊、触诊、叩诊和听诊方法,血压的测量方法。
2. 熟悉第一心音和第二心音的特点,心尖搏动的位置、范围、心脏浊音界的组成。

【器材与对象】

听诊器、血压计、心脏模型、教学片、诊察床、心肺模拟听诊仪、正常人。

【内容】

1. 视诊　心尖搏动的位置、范围、强弱、节律、频率,颈动脉搏动情况。
2. 触诊　①心尖搏动的位置、范围、强弱。②颞浅动脉、颈动脉、肱动脉、桡动脉、足背动脉搏动的强弱、节律、频率;弹性和紧张度,注意双侧对比。
3. 叩诊　①叩诊方法:坐位时板指与心缘平行;仰卧位时板指与肋间隙平行。由下往上、由外向内进行叩诊。②叩诊心脏相对浊音界。
4. 听诊　①心脏瓣膜听诊区及听诊顺序,以二尖瓣区、肺动脉瓣区、主动脉瓣区、主动脉瓣第二听诊区、三尖瓣区的顺序进行听诊。②正常心音听诊:第一心音、第二心音、第三心音的听诊,注意鉴别第一、第二心音。
5. 血压测量　血压测量方法、血压读数及记录方法。

【方法】

1. 集体观看相应的教学片,再由教师对重点评估内容进行示教,然后每2人一组进行互相评估,其间教师做巡回指导。
2. 借助心肺模拟听诊仪予以听诊练习。
3. 学生代表示教,教师和其他学生共同评价,将存在问题加以指正。
4. 结束后按健康评估记录书写的格式及内容,将评估内容和结果如实记录。

【注意事项】

1. 充分暴露心前区,用侧面来的光线观察心尖搏动。
2. 注意心脏的叩诊顺序及方法,心脏叩诊多采用轻叩法。
3. 听诊时室内要安静,注意第一、第二心音的鉴别。
4. 测量血压前,病人应在安静的环境中至少休息5分钟,以避免活动对血压的影响。血压计零点应与心房在同一水平,气囊放气要缓慢,每秒汞柱下降2~3mm。

二、异常心脏与血管评估

【目的】

1. 掌握心前区震颤的评估方法和意义,心脏杂音听诊的要点,正确辨别收缩期和舒张期杂音、功能性与器质性杂音。

2. 熟悉评估心脏与血管的方法,常见心律失常的听诊特点。

【器材与对象】

听诊器、血压计、有典型体征的病人。

【内容】

1. 视诊 ①病人的体位、面容、颈静脉有无怒张或搏动、颈动脉搏动、毛细血管搏动征。②心前区外形及异常搏动,心尖搏动的位置、范围、强度。

2. 触诊 ①心尖搏动的位置、范围,抬举性心尖搏动。②震颤。③心包摩擦感。④桡动脉搏动的频率、节律、水冲脉、奇脉、交替脉,其他浅表动脉的搏动情况。

3. 叩诊 心界增大的形状:梨形心、靴形心、烧瓶样心及心底部改变。

4. 听诊 ①心率:心动过速、心动过缓。②节律:期前收缩、心房颤动。③心音:心音增强、减弱、强弱不等,心音分裂、奔马律。④杂音:收缩期、舒张期和连续性杂音。⑤心包摩擦音。⑥周围血管征:周围血管杂音、枪击音、杜柔双重杂音。

【方法】

教师事先找好典型病人,评估时先讲解病人的体征及特点,并示教评估方法,再由学生轮流评估。

【注意事项】

1. 触诊和听诊时的手和听诊器胸件不能太凉。

2. 心律失常时一定要同时触摸脉搏。

3. 听到杂音一定要注意其传导方向。

(周菊芝)

实训八 腹部、脊柱与四肢、神经系统评估

一、正常腹部、脊柱与四肢、神经系统评估

【目的】

1. 掌握腹部的视诊、触诊、叩诊和听诊方法,神经反射评估方法。
2. 熟悉腹部分区及其与内脏器官的对应关系,脊柱与四肢评估方法。

【器材与对象】

正常人、腹部触诊仪、皮尺、听诊器、叩诊锤、竹签、棉絮。

【内容】

1. 腹部　①视诊:腹部外形、呼吸运动、腹部皮肤。②触诊:腹壁紧张度、压痛,肝脾、胆囊、肾的触诊。③叩诊:腹部叩诊音、叩诊肝脾大小、肾和膀胱区叩诊。④听诊:肠鸣音、振水音、血管杂音。
2. 脊柱与四肢　①脊柱的活动度、弯曲度、压痛与叩击痛。②四肢的外形及活动情况。
3. 神经反射　①浅反射:角膜反射、腹壁反射、提睾反射、跖反射。②深反射:肱二头肌反射、肱三头肌反射、膝反射、跟腱(踝)反射。

【方法】

1. 教师先示教,指出评估的要点,然后在教师的指导下,学生分组互相评估与练习。借助腹部触诊仪练习肝脾、胆囊、肾的触诊。
2. 结束前教师进行总结,将存在问题加以指正。
3. 结束后按健康评估记录书写的格式及内容,将评估内容和结果如实记录。

【注意事项】

1. 评估腹部时须充分暴露腹部,并让被检查者放松。
2. 触诊肝脾时一定要配合呼吸运动。
3. 评估神经反射时,有的反射难以引出,应转移被检查者的注意力后,再行评估。

二、异常腹部、脊柱与四肢、神经系统评估

【目的】

1. 掌握腹部常见的病理体征及意义。

2. 熟悉常见的神经系统病理体征的评估方法及临床意义。

3. 了解脊柱与四肢常见的病理体征及临床意义。

【器材与对象】

有典型体征的病人、皮尺、听诊器、叩诊锤、竹签、棉絮。

【内容】

1. 腹部 ①视诊:腹部膨隆、凹陷、呼吸运动的改变、腹壁静脉曲张、条纹、疝等。②触诊:腹壁紧张度、压痛与反跳痛、腹部包块、肝脾肿大、中度以上肿大脾的测量、胆囊肿大、Murphy 征、肾增大或移位、肾或尿路感染的压痛点、液波震颤。③叩诊:腹部叩诊音的变化、移动性浊音、肝脾大小、肝区和肾区叩击痛。④听诊:肠鸣音亢进或减弱,振水音和血管杂音。

2. 脊柱与四肢 ①脊柱弯曲度及姿势异常、压痛、叩击痛。②四肢畸形、运动障碍、压痛,浮髌试验。

3. 神经系统 ①锥体束征:Babinski 征、Oppenheim 征、Gordon 征、Chaddock 征、髌阵挛、踝阵挛。②脑膜刺激征:颈强直、Kernig 征、Brudzinski 征。

【方法】

教师先讲解病人腹部、脊柱与四肢和神经系统的体征及特点,学生轮流评估。

【注意事项】

1. 评估腹部时动作要轻柔,不要增加病人的痛苦。

2. 评估神经系统时注意保护病人,以免病人跌倒损伤。

(王元松)

实训九 心理评估

【目的】

1. 熟悉心理评估的内容,能针对不同病人初步完成心理评估。
2. 能综合运用心理评估的方法和技巧,与病人建立互信关系。

【实训器材与对象】

心理评估量表,典型病例。

【内容】

1. 心理评估的一般过程。
2. 心理评估的方法与技巧的运用。
3. 心理评估量表的使用。

【方法】

1. 实训前授课教师准备好典型病例与心理评估量表。

2. 选取一份典型病位,两位教师进行心理评估示范;在演示过程中逐一讲解心理评估的方法与技巧的运用,以及如何帮助病人使用心理评估量表。

3. 学生每 4~6 人为一组,每组随机抽取一位病例,同时将心理评估量表发给学生,填写评估表。其中一位学生扮演病人,另外一位学生扮演护士,通过观察、交谈、使用心理量表等手段,对"病人"进行心理评估,其余的学生进行补充与纠正。

4. 每组随机抽取 2 名同学进行演示,而后所有学生进行讨论、评比;教师进行讲评。

【注意事项】

1. 临床工作中应注意病人的文化背景、生活环境、所患疾病和年龄等差异,选择不同的评估方法,切不可选用同一种方法评估所有的病人。

2. 强调应按照心理评估的一般过程进行评估,做到及时、准确、全面。

心理评估实训举例说明:

典型病例 1 位,Zung 的焦虑状态量表。

病人,女,50 岁,发现血压升高 1 年。病人 1 年前发现血压升高,经医院诊断为"原发性高血压",给予氯沙坦 50mg 口服,血压控制在 110~120/70~80mmHg。1 周前因工作而情绪不佳、紧张恐惧、严重失眠,出现头胀头痛,血压骤升达 180/110mmHg,入院治疗。

(两位教师模拟进行心理评估)

护士:您好! 我是您的责任护士小林。

病人:您好!

护士:请问怎么称呼您呢?

病人:叫我陈阿姨吧!

(教师应向学生指出:良好的互动开端是沟通的基础,可通过对病人真诚的问候,相互尊重的态度,建立相互信任的护患关系。)

护士:陈阿姨,情绪健康能够帮助您身体更快地康复。为了获得更好的治疗和护理效果,我们来了解一下您情绪方面的情况,希望您配合好吗?

病人:好的。

(解释采集健康资料的目的,以取得病人更好的配合。)

护士:谢谢! 可以告诉我您的职业吗?

病人:我是一名教师。

护士:您的家庭状况如何呢?

病人:很好,家庭关系融洽,女儿很孝顺。

护士:真好,真为你有这样孝顺的女儿感到高兴(共情拉近与病人间的关系,教师应提醒学生,根据不同情况灵活变化)。那您的受教育水平呢?

病人:大学本科。

(教师应指出:在评估过程中应注意观察病人的情绪状态、面部表情;注意观察病人的生理表现,重点注意有无面色苍白、呼吸和心率加速、血压升高、出冷汗、肢体末端震颤等表现;同时注意观察病人的意识状态、注意力、记忆力、言语和思维能力。对观察内容应如实判断并做好记录。)

护士:您能说一下您现在的情绪吗?

病人:我最近很不好,总是觉得很紧张,担心,很爱发脾气。

护士:是什么事情让您感到紧张呢?

病人:我要进行职称评审了,我评了几次都没过,这次也担心自己过不了,最近几天整晚都睡不着。

护士:那您这样的情况存在多久了呢?

病人:快1周了。这几天我的血压又高了,护士,我是不是病得很严重啊?

护士:阿姨,别担心,只要您放宽心配合治疗,我们一定会尽力帮助您控制住病情的。我这有一份量表,请根据近段时间的自身实际情况,在下列条目的具体位置打"√"。

病人:好的。

护士:另外,请您放心,您所填写的资料我们只作为医学用途,同时会注意为您保密的(强调保密原则,打消病人顾虑)。

病人:好的。

护士:我在这陪着您一起完成,您不要急,慢慢答。如果有不明白的地方,可以直接问我。

病人:好的。

(病人完成"焦虑状态量表"。)

护士:这样可以了,谢谢您的配合。如果您有什么需要或疑问,请按呼叫铃找我。

病人:好的,谢谢!

护士:谢谢,再见!

病人:再见!

(邓丽娜)

实训十 | 正常心电图

【目的】

1. 掌握心电图的描记方法。
2. 熟悉正常心电图的图形特点和正常值范围。
3. 了解心电图的阅读顺序、分析方法和心电图报告的书写格式。

【器材与对象】

心电图机、正常人。

【内容】

1. 常规十二导联心电图的连接方法,包括3个标准导联(双极肢体导联)、3个加压单极肢体导联和6个胸导联。
2. 心电图测量,包括心率(律)、心电轴,以及各个波段的形态、时间、电压。
3. 心电图阅读顺序和分析方法。

【方法】

1. 教师示教心电图描记的步骤,然后学生相互进行心电图描记。其间,教师巡回并指正错误。最后,教师对存在问题进行归纳、总结。
2. 课后,学生书写并上交本次心电图检查报告,教师及时批改并将结果反馈给学生。

【注意事项】

1. 操作前准备。①环境要求,如温度适宜。②检查心电图机的性能(如打定准电压)。③被检查者准备,如平静呼吸、放松、不能多动、手表脱下等。
2. 操作后应及时标记导联、操作日期、被检查者姓名等内容。

实训十一 异常心电图

【目的】

1. 掌握并能判断心肌梗死、期前收缩、颤动与扑动等危及生命的心电图。
2. 熟悉常见异常心电图特点。

【器材与对象】

心电图机、典型病人。

【内容】

1. 心房肥大、心室肥厚。
2. 心肌缺血和急性心肌梗死。
3. 心律失常　①窦性心律失常,如窦性心动过缓、窦性心动过速、窦性静止等。②快速心律失常,如室性期前收缩、房性期前收缩、交界性期前收缩、阵发性室上性心动过速、阵发性室性心动过速、扭转型室性心动过速、心房(室)扑动、心房(室)颤动。③缓慢心律失常,如房室传导阻滞。
4. 药物与电解质紊乱对心电图的影响,如血钾异常、洋地黄类药物等。

【方法】

1. 阅片　采用幻灯片、投影、图谱等形式提供典型病例,先由学生分析讨论,然后由教师辅导讲解。以此,帮助学生理解和记忆常见异常心电图的图形特点,同时训练和提高学生的分析与判断心电图的能力。
2. 描记心电图　按照心电图描记方法,为病人描记一份十二导联的心电图,并分析心电图,最后做出心电图诊断。

【注意事项】

诊断心电图时,应紧密结合病史、临床表现及其他评估资料。

（刘成玉）

实训十二 | 血液、尿液和粪便检查

【目的】

1. 掌握血液标本的采集方法。
2. 熟悉尿液和粪便标本的采集方法及注意事项,血液、尿液、粪便的检查程序。
3. 了解血液和尿液分析仪的检查原理。
4. 学会临床思维。

【器材】

血液分析仪、尿液分析仪(干化学、尿沉渣)、显微镜、离心机、载玻片、盖玻片、竹签、生理盐水等。

【内容】

1. 血液检查　开机预热后,分别测定正常标本(学生自己的标本)和异常标本(教师预先准备),示教操作流程,讲解操作注意事项,然后指导学生分析与评价检查结果。
2. 尿液检查　开机预热后,分别检查学生自己的标本和教师预先准备的异常标本,示教操作流程,讲解操作注意事项,然后指导学生分析与评价检查结果。
3. 粪便检查　先看教学片,然后教师示教操作,讲授操作注意事项,分析检查结果。

【方法】

先观看教学片,然后教师示教自动化仪器操作流程,分别打印几份正常和异常检查结果报告单,指导学生分析与评价检查结果,学会临床思维。

【注意事项】

1. 自动化分析仪要提前开机,预热 20~30 分钟。
2. 正确采集标本,及时送检,尽可能保证标本新鲜。
3. 检查完毕的标本要妥善处理(消毒、无害化),禁止乱扔、乱放,或随便倒入下水道内。
4. 评价检查结果时,要结合其他临床资料。

(张纪云)

实训十三 整体评估（模拟病房）

【目的】

1. 能正确完成个体的整体评估。
2. 能正确书写评估记录。

【器材与对象】

教学片,查体盘:体温计、压舌板、棉签、软尺、叩诊锤、手电筒、血压计、听诊器、记录单与笔,模拟病人。

【内容】

(一) 问诊与沟通

1. 一般资料。
2. 健康史的采集与症状评估。
(1) 目前健康状况:主诉、现病史。
(2) 既往健康状况:患病史、过敏史、流行病史、用药史。
(3) 家族健康史:家族遗传病史。
(4) 发展成长史:生长发育、月经、婚姻、生育。
(5) 日常生活形态及自理能力:营养、排泄、睡眠、活动、嗜好。
3. 心理评估。
4. 社会评估。
5. 行为评估。

(二) 身体评估

1. 生命征的测量(T、P、R、BP),身高、体重。
2. 身体评估要按系统练习,要求连贯进行。
3. 记录结果。

(三) 诊断性检查

根据病例选择以下项目:

1. 心电图检查　做常规十二导联心电图检查并分析。
2. 实验室检查　选择常用实验室检查项目:血常规、尿常规、便常规;肝功能;血生化,如血清电解质、血脂、血糖;肾功能;脑脊液、浆膜腔积液等检查,并说出其标本采集正确方法。
3. 影像检查　选择常用项目:X线、核医学、超声波,并说出其检查前准备。

(四) 整理、分析资料,提出初步护理诊断

明确护理问题,书写整体评估记录。

【方法】

观看教学片,选择各系统典型病例,模拟病房分组对模拟病人进行评估,整理资料。

【注意事项】

身体评估,按护理程序,根据评估的要求连贯进行,熟练掌握身体评估的方法。原则: ①爱护、体贴病人。②手法灵巧,顺序正确,自上而下,从前到后,由外向内,左右对比。③身体评估要重点突出。④各系统、局部与全身相结合。⑤整体评估中,既要全面,又要重点突出阳性体征。

(周菊芝)

实训十四 健康评估记录书写

【目的】

能正确书写健康评估记录。

【器材与对象】

典型病人、相关护理表格。

【内容】

1. 采集病人相关资料、评估病人。

2. 讨论护理病例。

3. 书写健康评估记录,如入院评估表、住院病人评估表、护理诊断项目表、PIO 护理记录、出院病人评估表等。

【方法】

1. 实训前教师从临床收集典型病人,每组学生(4~6人)评估 1 个病人,准备好有关表格。

2. 实训时学生以小组为单位分析讨论病例,在讨论的基础上,每人书写 1 份完整的健康评估记录和 1 份一般 / 危重病人护理记录。

3. 教师进行总结、讲评,指出学生在讨论和书写中存在的问题,提出改进意见。

【注意事项】

1. 取得病人和家属的同意。

2. 保护病人的隐私。

3. 具有爱伤观念。

(魏丽丽)

第二篇　学习指导

第一章 健康资料与健康史评估

一、学习目标与考纲精要

（一）学习目标

1. 掌握问诊的方法、技巧及注意事项、健康史的评估内容。
2. 熟悉健康资料的类型与来源。

（二）考纲精要

1. 健康资料的类型与来源。
2. 健康资料的内容（包括健康史、身体评估结果与其他评估结果）。
3. 问诊的重要性。
4. 问诊的方法、技巧及其注意事项。

二、自测训练题

（一）选择题

【A1 型题】

1. 病人最重要的主观资料是

A. 症状
B. 身体评估
C. 健康评估记录
D. 超声检查
E. 实验室检查

2. 主诉**不正确**的是

A. 反复左上腹钝痛 1 年
B. 发现锁骨上肿块 3 个月
C. 进行性吞咽困难 2 个月
D. 劳累后心悸 2 年加重伴下肢水肿
E. 不规则发热 1 个月

3. 主要症状特点的描述**不正确**的是

A. 出现的部位
B. 性质
C. 出现的程度及持续时间
D. 诱因、缓解及伴随症状
E. 应包括一般情况

4. 系统回顾的意义,**错误**的是

A. 避免问诊中的遗漏或忽略的部分

B. 提醒病人遗忘的病史特别是与现症有关的部分

C. 了解其他疾病与现症的因果关系

D. 有助于了解社会经历和习惯嗜好

E. 是采集健康史不可缺少的部分

5. 询问月经史**不包括**

A. 初潮年龄　　　　　　　　　　　　　B. 月经周期与经期

C. 月经量、色、痛经及有无白带　　　　D. 妊次、产次及人工流产史

E. 末次月经、闭经或绝经日期

6. 生育史内容**不包括**

A. 妊娠生育次数及年龄　　　　　　　　B. 有无不洁性交史

C. 分娩、有无死产、手术产、产褥感染　　D. 计划生育

E. 有无人工或自然流产

7. 关于主诉的描述,**错误**的是

A. 病人最主要最痛苦的感受　　　　　　B. 病人最明显的症状或体征

C. 医护人员对病人的诊断用语　　　　　D. 病人本次就诊的原因

E. 评估病人的阳性结果

8. 女,17 岁,间断咯血 2 年,每月发作 1 次,同时伴有下腹坠痛,无心慌气短、发热盗汗,无胸痛、咳痰,需进一步询问

A. 既往史　　　　　　B. 月经史　　　　　　C. 结核病史

D. 家族健康史　　　　E. 吸烟史

9. 关于主观资料,正确的是

A. 病人的主观资料只能来自于病人本身

B. 病人对自己健康问题的体验和认识

C. 护士对病人健康问题的体验和认识

D. 护士通过问诊、身体评估和诊断性检查等得到的病人健康状态的资料

E. 主观资料来自于病人及医护人员

10. 此次患病之前发生的有关健康问题的资料,属于

A. 主观资料　　B. 客观资料　　C. 既往资料　　D. 目前资料　　E. 基本资料

11. 属于主观资料的是

A. 体温 38℃　　B. 面色发绀　　C. 腹部胀痛　　D. 心动过速　　E. 呼吸困难

12. 有关问诊,正确的是

A. 你失眠吗　　　　　　　　　　　　　B. 你睡眠习惯如何

C. 你是不是下午发热　　　　　　　　　D. 你头痛时有无恶心、呕吐

E. 你是不是经常头痛

13. 护理评估时采集资料的关键是

A. 得到病人信任　　　B. 正确运用沟通技巧　　C. 观察能力

D. 专业技术水平　　　E. 态度是否和蔼

14. 现病史**不包括**

A. 主要病状特征

B. 病因与诱因

C. 伴随症状

D. 系统回顾

E. 起病情况与患病时间

15. 主诉的含义,正确的是

A. 病人的主要症状或体征,及其就诊的时间

B. 病人的主要症状或体征,及其起病的时间

C. 病人的主要症状或体征,及其发病的频率

D. 病人的主要症状或体征,及其严重的程度

E. 病人的主要症状或体征,及其发生和持续的时间

16. 在主诉的书写要求中,**不正确**的是

A. 指出病人本次发病主要属何系统

B. 指出本次疾病是急性还是慢性

C. 指出疾病并发症的可能

D. 文字精炼,用语准确

E. 指出疾病的发展及预后

17. 采集健康史的重要手段是

A. 问诊

B. 身体评估

C. 实验室检查

D. 器械检查

E. 以上都不是

18. 有关问诊方法,正确的是

A. 你头痛发作时有恶心呕吐吗

B. 你上腹部疼痛时向右肩放射吗

C. 你胸痛时还有别的不舒服吗

D. 你是不是下午发热

E. 你有里急后重吗

19. 问诊技巧**不正确**的是

A. 避免重复提问

B. 提问时注意条理性

C. 开始提出一般性问题

D. 首次问诊前应做自我介绍

E. 若病人回答模糊不清时,可对其稍加诱导及提示

20. 为了保证问诊结果的有效性,**不应该**采取的方式是

A. 澄清相关内容

B. 复述病人的内容

C. 对病人相关问题进行解析

D. 对病人的诉说马上提出表示怀疑

E. 可以恰当的方式打断病人的叙述

【A3 型题】

(21~22 题共用题干)

王女士,36 岁。因腰痛 10 天、双下肢水肿 3 天入院。

21. 评估该病人时,首先应采取的方法为

A. 问诊

B. 胸腹部评估

C. 肾评估

D. X 线检查

E. 尿常规检查

22. 该病人的主诉最合适的是

A. 腰痛 10 天、双下肢水肿 3 天

B. 腰痛及双下肢水肿 3 天

C. 腰痛 10 天并双下肢水肿 3 天

D. 腰痛 10 天及双下肢水肿

E. 以上均可

（23~24题共用题干）

李先生，男67岁。因咳嗽、咳痰3天入院。

23. 身体评估时，重点评估部位是

A. 一般状况   B. 头颈部   C. 肺部   D. 腹部   E. 心脏

24. 问诊时，应重点注意

A. 用药史   B. 有无发热   C. 咳嗽、咳痰的性质

D. 生育史   E. 有无胸痛

【X型题】

25. 关于主诉的叙述，正确的是

A. 咽痛，发热2天

B. 畏寒、发热、右胸痛、咳嗽、食欲不振、头晕、乏力3天

C. 活动后心悸、气促2年，下肢水肿10天

D. 患糖尿病10年，多饮、多食、多尿、消瘦明显2个月

E. 经检查白血病复发，要求入院化疗

26. 属于个人史内容的是

A. 出生地、居留地区及时间   B. 家庭成员健康状况

C. 预防接种史   D. 不洁性生活史

E. 疫水接触史

27. 家族健康史包括

A. 配偶双亲的健康与疾病情况   B. 兄弟姐妹的健康与疾病情况

C. 配偶的健康与疾病情况   D. 子女的健康与疾病情况

E. 已故的直系亲属的死因

28. 属于间接来源的资料是

A. 家庭成员提供的资料   B. 病人的主诉

C. 病案记录   D. 实验室检查报告

E. 病人的身体评估结果

29. 属于客观资料的是

A. 头痛2天   B. 感到恶心   C. 腹部压痛

D. 体温39.7℃   E. 睡眠不好，多梦

（二）名词解释

1. 体征

2. 主诉

3. 现病史

4. 既往史

5. 系统回顾

6. 问诊

（三）填空题

1. 在护理评估过程中，护士必须将_____资料与_____资料不断地进行比较和分析，才能对健康问题及其进展情况做出客观、准确的判断。

2. 健康资料也可以按马斯洛的＿＿＿＿＿＿＿＿＿＿、戈登的＿＿＿＿＿＿＿＿＿＿以及人类反应形态等分类。

3. 为使现病史层次清楚、简明扼要,可按三个层次记录现病史:①＿＿＿＿＿＿＿＿＿＿;
②＿＿＿＿＿＿＿＿＿＿;③＿＿＿＿＿＿＿＿＿＿。

(四) 问答题

1. 简述问诊的重要性。

2. 简述问诊的方法与技巧。

3. 简述问诊的注意事项。

4. 简述现病史所包括的内容。

5. 简述成长发展史所包括的内容。

三、参考答案

(一) 选择题

1. A	2. D	3. E	4. D	5. D	6. B	7. C	8. B
9. B	10. C	11. C	12. B	13. A	14. D	15. E	16. E
17. A	18. C	19. E	20. D	21. C	22. A	23. A	24. C

25. ACE　26. ADE　27. BDE　28. ACD　29. CD

(二) 名词解释

1. 体征　是病人患病后机体的体表或内部结构发生了可以观察到或感触到的改变,如黄疸、肝大、心脏杂音等。

2. 主诉　为病人感受到的最主要的痛苦或最明显的症状或体征,也是本次就诊最主要的原因及其持续时间。

3. 现病史　是围绕主诉详细描述病人自患病以来疾病的发生、发展和诊疗、护理的全过程,是健康史的主体部分。

4. 既往史　包括病人既往的健康状况和过去曾经患过的疾病(包括各种传染病史),外伤、手术史,预防接种史,以及对药物、食物和其他接触物的过敏史等,特别是与现病有密切关系的疾病。

5. 系统回顾　是通过回顾病人各系统或与各健康功能型态有关症状的有无及其特点,全面系统地评估以往已发生的健康问题及其与本次健康问题的关系。通过系统回顾可避免遗漏重要的信息。

6. 问诊　是护士通过与病人和有关人员的交谈、询问,以获取病人所患疾病的发生、发展情况,诊治经过,既往身心健康状况等病史资料的过程。

(三) 填空题

1. 目前,既往

2. 人类需要层次论,功能性健康型态

3. 病史过程,有鉴别意义的阴性症状,病后一般情况的改变

(四) 问答题

1. 问诊的重要性　①问诊是获得诊断依据的重要手段。②问诊是了解病情的主要方法。③问诊可为进一步检查提供线索。

31

2. 问诊的方法与技巧 ①问诊前的过渡性交谈。②问诊一般由主诉开始。③注意时间顺序。④问诊时护理人员的态度要诚恳友善。⑤避免重复提问。⑥及时核实有疑问的情况。⑦根据情况采取封闭式提问或开放式提问。⑧结束语。⑨分析与综合。

3. 问诊的注意事项 选择合适的时间、选择良好的谈话环境、选择适宜的人际沟通方式、注意非语言沟通、不要有不良的刺激。

4. 现病史的内容包括 ①患病时间与起病情况。②主要症状发生和发展情况。③伴随症状。④诊治经过。⑤一般情况。⑥健康问题对护理对象的影响。

5. 成长发展史所包括的内容 ①生长发育史。②月经史。③婚姻史。④生育史。⑤个人史。

（刘士生）

第二章 常见症状评估

一、学习目标与考纲精要

(一)学习目标

1. 掌握常见症状的临床表现、伴随症状和护理评估要点及相关护理诊断/问题。

2. 熟悉常见症状的病因及发生机制。症状是反映病情的指标之一,人体患病时最先出现症状,因此对症状进行评估分析,可为临床诊断和护理诊断/问题提供重要线索和依据。

(二)考纲精要

1. 症状和体征的概念。

2. 发热的病因、发生机制、临床表现,特别是热型的概念及意义,不典型热型的病因。

3. 皮肤黏膜出血的病因、发生机制、临床表现。

4. 水肿的发生机制,全身性水肿和局限性水肿的病因及临床表现。心源性水肿与肾源性水肿的鉴别点。

5. 咳嗽与咳痰的病因、发生机制。咳嗽的性质、咳嗽的时间与规律、咳嗽音色、痰液性质和痰量变化及意义。

6. 咯血的病因、发生机制,咯血的颜色和性状、咯血的量的变化及临床意义,咯血与呕血的鉴别。

7. 胸痛的病因、发生机制,胸痛与年龄的关系,胸痛的部位、胸痛的性质及持续时间的变化及意义,影响胸痛的因素等。

8. 发绀发生机制、分类及临床意义。

9. 呼吸困难的病因,不同类型呼吸困难的发生机制;三种肺源性呼吸困难的鉴别。急性左心衰竭、右心衰竭所致呼吸困难的特点、临床意义。

10. 心悸的病因及发生机制,生理性、病理性心脏搏动增强所致心悸的病因,心脏神经症所致心悸的表现。

11. 反射性、中枢性呕吐及全身性疾病所致的呕吐的病因及发生机制,呕吐的时间、呕吐与进食的关系、呕吐的特点及呕吐物的性质变化及意义。

12. 呕血常见的病因及临床表现,呕血与咯血的鉴别。

13. 便血常见的病因及表现,便血常见的伴随症状及意义。

14. 急性腹痛、慢性腹痛常见的病因,内脏性腹痛、躯体性腹痛和牵涉痛的疼痛特点。常见腹痛的部位、性质、程度、诱发因素、发作时间以及与体位变化的关系。

15. 急性腹泻、慢性腹泻的病因及发生机制,临床表现及常见的伴随症状与体征。

16. 原发性便秘和继发性便秘常见的病因,临床表现及常见伴随症状。

17. 正常胆红素代谢,溶血性黄疸、肝细胞性黄疸和胆汁淤积性黄疸的病因及发生机制,对黄疸病因诊断有较大价值的诊断性检查项目,黄疸常见的伴随症状及意义。

18. 腰背痛病因、临床表现及其特点,常见的伴随症状及意义。

19. 关节痛常见的病因及发生机制,临床表现及常见伴随症状,关节痛出现的时间、诱因、部位、程度、性质、影响因素变化及意义。

20. 头痛常见的病因及发生机制,不同病因所致头痛的临床表现及其特点,常见的伴随症状。

21. 少尿、无尿的定义、常见病因、评估要点及相关护理诊断/问题。

22. 多尿的定义、常见病因、评估要点及相关护理诊断/问题。

23. 血尿的定义、常见病因、评估要点及相关护理诊断/问题。

24. 尿频、尿急与尿痛的定义、常见病因、评估要点及相关护理诊断/问题。

25. 尿失禁与尿潴留的定义、常见病因、临床表现、评估要点及相关护理诊断/问题。

26. 抽搐与惊厥的定义、常见病因、临床表现、评估要点及相关护理诊断/问题。

27. 意识障碍的定义、常见病因、临床表现、评估要点及相关护理诊断/问题。

二、自测训练题

(一) 选择题

【A1 型题】

1. 体温在 39℃ 以上,且 1 天内波动达 2℃ 以上,此种热型称

A. 波状热 B. 不规则热 C. 弛张热 D. 稽留热 E. 回归热

2. 内源性致热源存在于

A. 白细胞 B. 细菌内毒素 C. 血小板

D. 红细胞 E. 抗原 – 抗体复合物

3. 中等度发热的口腔温度是

A. 37.3~38℃ B. 38.1~39℃ C. 39.1~41℃

D. 41℃以上 E. 以上都不是

4. 败血症的常见热型是

A. 稽留热 B. 弛张热 C. 波状热 D. 回归热 E. 间歇热

5. 正常人腋测法体温为

A. 36.5~37℃ B. 36~37℃ C. 36.3~37.2℃

D. 36.5~37.5℃ E. 36.5~37.7℃

6. 伤寒的常见热型为

A. 弛张热 B. 波状热 C. 稽留热 D. 间歇热 E. 不规则热

7. 引起发热最常见的是

A. 无菌性坏死物质吸收 B. 抗原抗体反应

C. 中枢性发热 D. 感染性发热

E. 内分泌代谢障碍

8. 感染性发热最常见的病原体是

A. 病毒 B. 肺炎支原体 C. 真菌

D. 细菌　　　　　　　　　E. 立克次体

9. 属非感染性发热的病因是

A. 立克次体　　　　　　B. 变态反应　　　　　　C. 肺炎衣原体

D. 螺旋体　　　　　　　E. 病毒

10. 超高热是指体温超过

A. 42℃　　　B. 41℃　　　C. 40℃　　　D. 40.5℃　　　E. 41.5℃

11. 正常人体温在1天内下午较上午略高,但一般**不高于**

A. 0.1℃　　　B. 1℃　　　C. 1.5℃　　　D. 2℃　　　E. 0.5℃

12. 高热是指体温在

A. 37.4~38℃　　　　　B. 38~39℃　　　　　C. 39~41℃

D. 41℃以上　　　　　E. 以上都不是

13. 心前区及胸骨后疼痛,有时向左肩及左手放射者常见于

A. 肺癌　　　　　　　B. 自发性气胸　　　　　C. 干性胸膜炎

D. 心绞痛　　　　　　E. 大叶性肺炎

14. 引起胸痛的胸壁疾病是

A. 肺癌　　　　　　　B. 肋间神经炎　　　　　C. 自发性气胸

D. 胸膜肿瘤　　　　　E. 胸膜炎

15. **不属于**疼痛性质的是

A. 刺痛　　　　　　　B. 刀割样痛　　　　　　C. 烧灼痛

D. 绞痛　　　　　　　E. 牵涉痛

16. 引起胸痛的病因中,**不是**胸壁疾病的是

A. 胸膜肿瘤　　　　　B. 肋间神经炎　　　　　C. 肋间骨折

D. 非化脓性软骨炎　　E. 带状疱疹

17. 带状疱疹胸痛的性质是

A. 刀割样痛　　　B. 压榨痛　　　C. 闷痛　　　D. 撕裂痛　　　E. 绞痛

18. 典型阑尾炎的疼痛特点是

A. 上腹痛　　　　　　B. 下腹痛　　　　　　　C. 左下腹痛

D. 右下腹痛　　　　　E. 转移性右下腹痛

19. 消化性溃疡引起的疼痛为

A. 上腹痛　　　　　　B. 剑下痛

C. 脐周痛　　　　　　D. 上腹部节律性,周期性痛

E. 下腹痛

20. 腹痛伴里急后重可见于

A. 肠结核　　　　　　　　　　　　B. 急性细菌性痢疾

C. 伤寒　　　　　　　　　　　　　D. 副伤寒

E. 结肠癌

21. 右上腹痛并黄疸及肝大可见于

A. 肝硬化　　　　　　B. 肝炎　　　　　　　　C. 脂肪肝

D. 肝癌　　　　　　　E. 血吸虫肝

22. 上腹部进行性疼痛伴黄疸可见于

A. 消化性溃疡　　　B. 慢性胃炎　　　C. 胆囊炎　　　D. 胰腺炎　　　E. 胰腺癌

23. 腹痛伴寒战、高热,最常见的病因是

A. 总胆管结石　　　　　B. 输尿管结石　　　　　C. 急性化脓性胆管炎

D. 急性阑尾炎　　　　　E. 急性胰腺炎

24. 可出现急性腹痛的是

A. 反流性食管炎　　　　B. 慢性胃炎　　　　C. 肝炎

D. 肠梗阻　　　　　　　E. 胃、十二指肠溃疡

25. 关于腹痛部位,正确的是

A. 胃、十二指肠溃疡疼痛多在脐周

B. 急性阑尾炎疼痛在右下腹 McBurney 点

C. 小肠疾病疼痛多在右上腹

D. 胆囊炎疼痛多在左上腹

E. 肝脓肿疼痛多在中下腹

26. 引起头痛的颅脑病变是

A. 颅底凹入症　　　　　B. 颅骨肿瘤　　　　C. 颈椎病

D. 三叉神经痛　　　　　E. 脑肿瘤

27. 引起头痛的全身性疾病是

A. 三叉神经痛　　　　　B. 偏头痛　　　　C. 高血压病

D. 脑供血不足　　　　　E. 脑外伤后遗症

28. 头痛伴喷射性呕吐可见于

A. 急性胃炎　　　　　　B. 幽门梗阻　　　　C. 癔症

D. 急性胰腺炎　　　　　E. 脑出血

29. 胸腔、腹腔、盆腔内脏器官病变引起的腰背痛的主要病因是

A. 侵犯腰肌　　　B. 牵涉痛　　　C. 累及皮肤　　　D. 累及脊柱　　　E. 以上都不是

30. 十二指肠后壁穿孔的放射痛部位是

A. 左上肢　　　B. 右下肢　　　C. 背部　　　D. 颈　　　E. 左下肢

31. 关节痛伴发热及局部关节红肿、热痛,多见于

A. 风湿热　　　　　　　B. 类风湿关节炎　　　　C. 化脓性关节炎

D. 反应性关节炎　　　　E. 外伤性关节炎

32. 关节痛伴低热盗汗、冷脓肿见于

A. 强直性脊柱炎　　　　B. 痛风　　　　C. 骨关节炎

D. 关节结核　　　　　　E. 遗传性疾病

33. 呼吸困难最常见的病因是

A. 呼吸系统疾病　　　　B. 心血管疾病　　　　C. 中毒

D. 血液病　　　　　　　E. 神经精神因素

34. 可出现呼气性呼吸困难的是

A. 急性喉炎　　　　　　B. 气管异物　　　　C. 急性会厌炎

D. 支气管哮喘　　　　　E. 喉水肿

35. 突发呼吸困难(吸气或呼气)或(和)哮鸣音,最多见于
A. 膈运动受限　　　　B. 神经肌肉疾病　　　　C. 胸廓疾病
D. 肺疾病　　　　　　E. 气道阻塞

36. 左心衰竭时呼吸困难的病因是
A. 肺循环淤血　　　　B. 淤血性肝大　　　　　C. 体循环淤血
D. 颈静脉怒张　　　　E. 肺循环压力升高

37. 三凹征最常见于
A. 气管异物　　　　　B. 右心衰竭　　　　　　C. 癔症
D. 肺气肿　　　　　　E. 发热

38. 可引起混合性呼吸困难的是
A. 气管异物　　　　　B. 喉痉挛　　　　　　　C. 气胸
D. 支气管哮喘　　　　E. 慢性阻塞性肺气肿

39. 心源性呼吸困难的特点是
A. 劳动时加重　　　　B. 气道的异物　　　　　C. 支气管的痉挛
D. 肺部的感染　　　　E. 体循环淤血

40. 吸气性呼吸困难多见于
A. 咽喉部及气管的疾病　　　　　　　　B. 剧烈运动后
C. 精神紧张后　　　　　　　　　　　　D. 肺组织的弹性减弱
E. 癔症

41. 呼气性呼吸困难最常见于
A. 大气管异物　　　　B. 慢性阻塞性肺气肿　　C. 糖尿病酮症酸中毒
D. 肺不张　　　　　　E. 精神紧张后引起

42. 支气管哮喘出现的呼吸困难是
A. 吸气性　　　　　　B. 呼气性　　　　　　　C. 混合性
D. 夜间阵发性　　　　E. 劳累性

43. 夜间阵发性呼吸困难是由于
A. 劳累或剧烈活动后　　　　　　　　　B. 迷走神经兴奋性增高
C. 交感神经兴奋性增高　　　　　　　　D. 感冒、发热
E. 肺部感染

44. 浅、慢而有节律的呼吸见于
A. 代谢性碱中毒　　　　　　　　　　　B. 呼吸性酸中毒
C. 呼吸性碱中毒　　　　　　　　　　　D. 代谢性酸中毒
E. 以上都不是

45. 呼吸困难伴胸痛常见于
A. 肺结核　　　　　　B. 气管内异物　　　　　C. 支气管哮喘
D. 急性心肌梗死　　　E. 肺部感染

46. 呼吸困难伴发热见于
A. 气管异物　　　　　B. 纵隔肿瘤　　　　　　C. 肺脓肿
D. 自发性气胸　　　　E. 心绞痛

47. 可引起金属音调咳嗽的是
A. 纵隔肿瘤　　　　B. 声带炎　　　　C. 喉炎
D. 喉结核　　　　　E. 喉癌

48. 大量恶臭痰见于
A. 肺结核　　　　　B. 肺癌　　　　　C. 肺脓肿
D. 急性支气管炎　　E. 支气管哮喘

49. 咳嗽伴声音嘶哑常见于
A. 肺癌压迫迷走神经　　　　B. 声带麻痹
C. 气管异物　　　　　　　　D. 恶病质
E. 肺结核

50. 国内咯血最常见的病因是
A. 流行性出血热　　　　　　B. 肺结核
C. 肺炎　　　　　　　　　　D. 支气管结核
E. 支气管扩张

51. 大量咯血是指每天咯血量(ml)大于
A. 100　　　　　　B. 500　　　　　C. 100~500
D. 300　　　　　　E. 100

52. 左心衰竭肺淤血时咯血的特点
A. 铁锈色血痰　　　　　　　B. 砖红色胶冻样血痰
C. 浆液性粉红色泡沫样痰　　D. 黏稠暗红色血痰
E. 浆液泡沫样痰

53. 咳粉红色泡沫样血痰最常见于
A. 肺结核　　　　　　　　　B. 支气管扩张
C. 风湿性心脏病二尖瓣狭窄左心衰竭　　D. 大叶性肺炎
E. 肺癌

54. 咯血伴高热,常见于
A. 肺癌　　　　　　　　　　B. 肝硬化腹水
C. 十二指肠球部溃疡　　　　D. 支气管扩张
E. 二尖瓣狭窄

55. 心悸伴低发热、消瘦,常见于
A. 冠心病　　　　　　　　　B. 甲状腺功能亢进症
C. 三度房室传导阻滞　　　　D. 心功能不全
E. 期前收缩

56. 心悸伴晕厥或抽搐最常见于
A. 一度窦房传导阻滞　　　　B. 心室颤动或阵发性室性心动过速
C. 甲状腺功能亢进症　　　　D. 心脏神经官能症
E. 急性失血

57. 对发绀的描述,错误的是
A. 重度贫血,有时难发现发绀

B. 发绀是由于血液中还原血红蛋白绝对含量增高所致

C. 发绀是由于血液中存在异常血红蛋白衍生物

D. 某些药物或化学物质中毒可引起发绀

E. 药物或化学物质中毒的发绀,氧疗后青紫可改善

58. 可出现中心性发绀的是

A. 右心衰竭

B. 法洛四联症

C. 缩窄性心包炎

D. 严重休克

E. 血栓性静脉炎

59. 发绀伴杵状指可见于

A. 先天性心脏病 B. 气胸 C. 肺炎

D. 胸腔积液 E. 休克

60. **不属于**全身性水肿的是

A. 心源性水肿

B. 肝源性水肿

C. 营养不良性水肿

D. 肾源性水肿

E. 过敏性水肿

61. 眼睑水肿,逐渐蔓延至全身的是

A. 肾性水肿

B. 心源性水肿

C. 肝源性水肿

D. 内分泌性水肿

E. 营养不良性水肿

62. 全身水肿伴胸腹水,可**不考虑**

A. 肺心病、心力衰竭

B. 晚期肝硬化

C. 尿毒症

D. 肾病综合征

E. 席汉综合征

63. 全身性水肿病人的病因**不包括**

A. 心力衰竭

B. 肾衰竭

C. 晚期肝硬化

D. 甲状腺功能减退

E. 抗利尿激素分泌过多综合征

64. 肾源性水肿常先出现于

A. 下肢 B. 全身 C. 眼睑

D. 胸腔 E. 腹腔

65. 心源性水肿常先出现于

A. 下垂部位 B. 眼睑 C. 全身

D. 胸腔 E. 腹腔

66. 皮肤黏膜出血的主要病因**不包括**

A. 血小板数量异常

B. 血小板功能异常

C. 血管壁功能异常

D. 凝血功能异常

E. 白细胞减少

67. **不是**后天获得性溶血性黄疸的是

A. 自身免疫性溶血性贫血

B. 珠蛋白生成障碍性贫血

C. 磷酸伯氨喹(伯氨喹啉)引起的溶血　　　　D. 新生儿溶血

E. 蛇毒引起的溶血

68. 可引起肝细胞性黄疸的是

A. 蚕豆病　　　　　　　　　　　B. 原发性胆汁性肝硬化

C. 毛细胆管炎　　　　　　　　　D. 胆总管结石

E. 中毒性肝炎

69. 全身黄疸,粪便呈白陶土色,可见于

A. 胰头癌　　　　B. 溶血性贫血　　　　C. 钩端螺旋体病

D. 肝硬化　　　　E. 重症肝炎

70. 血清总胆红素、非结合胆红素增高,结合胆红素下降,粪便颜色加深,提示

A. 溶血性黄疸　　　　　　　　　B. 肝细胞性黄疸

C. 胆汁淤积性黄疸　　　　　　　D. Roter 综合征

E. 核黄疸

71. 易引起溶血性黄疸的是

A. 氯丙嗪　　　　B. 卡铂　　　　C. 伯氨喹啉

D. 甲基睾丸酮　　　　E. 甲基硫氧嘧啶

72. 肝细胞性黄疸可引起

A. 血中间接胆红素降低　　　　　B. 尿中胆红素阴性

C. 尿中尿胆原降低　　　　　　　D. 血中游离胆红素增高

E. 以上均不正确

73. 胆汁淤积性黄疸可出现

A. 尿胆素阳性　　　　B. 尿胆原增高　　　　C. 尿胆素阴性

D. 粪胆原增高　　　　E. 以上都不是

74. 呕吐大量隔夜宿食可见于

A. 急性胃炎　　　　B. 慢性胃炎　　　　C. 消化性溃疡

D. 急性肝炎　　　　E. 幽门梗阻

75. 呕吐物含有多量胆汁提示梗阻平面在

A. 幽门以上　　　　　　　　　　B. 十二指肠乳头以上

C. 十二指肠乳头以下　　　　　　D. 贲门以上

E. 幽门以下

76. 呕吐伴上腹部节律性、周期性痛可见于

A. 急性胃炎　　　　B. 慢性胃炎　　　　C. 消化性溃疡

D. 胃癌　　　　E. 胃泌素瘤

77. 呕吐物多且有粪臭味者多见于

A. 幽门梗阻　　　　B. 十二指肠壅积症　　　　C. 小肠梗阻

D. 胃潴留　　　　E. 胃癌

78. 可引起反射性呕吐的是

A. 幽门梗阻　　　　B. 脑膜炎　　　　C. 脑炎

D. 妊娠　　　　E. 尿毒症

79. 喷射性呕吐常见于

A. 急性胃肠炎　　　　　　　　　　B. 中枢性疾病引起的颅内压增高

C. 胆道蛔虫症　　　　　　　　　　D. 幽门梗阻

E. 小肠梗阻

80. 关于呕血,**不正确**的是

A. 最多见于消化性溃疡　　　　　　B. 出血方式为呕出

C. 血中混有食物残渣、胃液　　　　D. 酸碱反应为碱性

E. 出血前有上腹部不适、恶心、呕吐

81. 呕血最常见的病因是

A. 消化性溃疡　　　　　　　　　　B. 食管静脉曲张破裂

C. 胃癌　　　　　　　　　　　　　D. 急性胃黏膜病变

E. 急性出血性胃炎

82. 呕血为鲜红色,而且量多,常见于

A. 胃溃疡出血　　　　　　　　　　B. 胃癌出血

C. 肝硬化食管静脉曲张破裂　　　　D. 急性胃炎

E. 十二指肠炎

83. 黏液脓血便伴里急后重可见于

A. 消化性溃疡　　　B. 急性细菌性痢疾　　　C. 肠结核

D. 小肠血管畸形　　E. 结肠癌

84. 黑便并蜘蛛痣和肝掌可见于

A. 直肠癌　　　　　B. 胃癌　　　　　　　　C. 溃疡性结肠炎

D. 肝硬化门脉高压　E. 胆管癌

85. 便血伴里急后重可见于

A. 胃癌　　　　　　B. 败血症　　　　　　　C. 小肠疾病

D. 肝癌　　　　　　E. 直肠癌

86. 鲜血便常见于

A. 肛裂　　　　　　　　　　　　　B. 十二指肠球部溃疡并出血

C. 肝硬化食管静脉破裂　　　　　　D. 胃溃疡

E. 急性胃炎

87. 急性腹泻常见于

A. 肠结核　　　　　B. 非特异性结肠炎　　　C. 细菌感染

D. 吸收不良综合征　E. 甲状腺功能亢进症

88. 慢性腹泻常见于

A. 肠道寄生虫感染　B. 甲状腺功能亢进症　　C. 霍乱

D. 马铃薯中毒　　　E. 伤寒

89. 有关腹泻的叙述,**不正确**的是

A. 变态反应可引起腹泻

B. 腹泻的某些发病因素互为因果

C. 病程超过 2 个月者属于慢性腹泻

D. 分泌性腹泻是由于胃肠黏膜分泌过多的液体所致

E. 渗出性腹泻黏膜组织学基本正常

90. 黏液脓血便伴里急后重可见于

A. 肠结核   B. 直肠息肉   C. 急性细菌性痢疾

D. 阿米巴痢疾   E. 伤寒

91. 腹泻伴重度脱水可见于

A. 霍乱   B. 溃疡性结肠炎   C. 肠结核

D. 慢性细菌性痢疾   E. 吸收不良综合征

92. 便秘是指 7 天内排便次数少于

A. 1~2 次   B. 2~3 次   C. 3~4 次   D. 4~5 次   E. 6 次

93. 便秘与腹泻交替最常见于

A. 肠结核   B. 血吸虫病   C. 慢性细菌性痢疾

D. 溃疡性结肠炎   E. 肠易激综合征

94. 可引起功能性便秘的是

A. 肠粘连   B. Crohn 病

C. 肠易激综合征   D. 肠梗阻

E. 铅中毒

95. 可引起器质性便秘的是

A. 进食少量和食物缺乏纤维素   B. 肠易激综合征

C. 结肠冗长   D. 先天性巨结肠

E. 应用吗啡致肠肌松弛

96. 镜下血尿是指新鲜尿液外观无血色,镜检每高倍视野红细胞超过

A. 1 个   B. 2 个   C. 3 个

D. 4 个   E. 5 个

97. 引起血尿的病因中最常见的是

A. 败血症   B. 流行性出血热   C. 泌尿系结石

D. 前列腺炎   E. 痛风

98. 尿频、尿急、尿痛最常见于

A. 尿路感染   B. 泌尿系结石   C. 膀胱癌

D. 良性前列腺增生   E. 神经性膀胱

99. 40 岁以上无痛性血尿或尿频、尿急、尿痛后出现血尿多见于

A. 膀胱炎   B. 肾肿瘤   C. 膀胱癌

D. 前列腺增生症   E. 神经源性膀胱

100. 不完全性尿潴留是指排尿后残余尿量大于

A. 50 ml   B. 100 ml   C. 200 ml

D. 300 ml   E. 400 ml

101. 关于抽搐,**错误**的是

A. 抽搐是指骨骼肌非自主抽动或强烈收缩,并引起关节运动或强直

B. 惊厥表现为全身性、对称性抽搐,伴有或不伴有意识丧失

C. 癫痫大发作属于全身性抽搐

D. 抽搐与惊厥发作时存在护理诊断"有受伤的危险"

E. 由于病人健康的不稳定性及照顾情景的不可预测性，家属存在焦虑

102. 深昏迷与中度昏迷最有价值的鉴别是

A. 各种刺激无反应　　　B. 不能唤醒　　　C. 无自主运动

D. 深浅反射均消失　　　E. 大小便失禁

103. 出现意识障碍，定向力丧失，理解及判断力均不正常，**不能**正确指示所处的环境，伴有幻觉、躁动，最有可能的是

A. 嗜睡　　　　　　　　B. 昏睡　　　　　　C. 昏迷

D. 意识模糊　　　　　　E. 谵妄

104. 有关意识障碍相关护理诊断/问题，**错误**的是

A. 急性意识混乱　与脑出血有关

B. 清理呼吸道无效　与意识障碍所致的自理能力丧失有关

C. 有感染的危险　与意识障碍所致吞咽反射减弱或消失有关

D. 功能性尿失禁　与意识障碍所致的排尿失控有关

E. 照顾者角色紧张　与照顾者负荷过重有关

105. 有关呕血和黑便的相关护理诊断/问题，**错误**的是

A. 外周组织灌注无效　与上消化道出血所致血容量不足有关

B. 活动无耐力　与呕血与黑便所致贫血有关

C. 有皮肤完整性受损的危险　与排泄物对肛门周围皮肤刺激有关

D. 恐惧　与大量呕血与黑便有关

E. 有误吸的危险　与呕吐物误吸入肺内有关

106. 有关咳嗽与咳痰相关护理诊断/问题，**错误**的是

A. 呼吸道清除功能障碍　缺乏吸烟对健康危害方面的知识

B. 呼吸道清除功能障碍　与胸、腹部手术后引起的无效咳嗽有关

C. 呼吸道清除功能障碍　与极度衰竭、咳嗽无力有关

D. 睡眠型态紊乱　与夜间频繁咳嗽有关

E. 潜在并发症：自发性气胸

【B1型题】

(107~108题共用备选答案)

A. 弛张热　　　　　　　B. 波状热　　　　　C. 稽留热

D. 间歇热　　　　　　　E. 不规则热

107. 伤寒病人

108. 败血症病人

(109~110题共用备选答案)

A. 肺梗死　　　　　　　B. 肺癌　　　　　　C. 干性胸膜炎

D. 心绞痛　　　　　　　E. 食管炎

109. 胸骨后的烧灼痛

110. 突然胸部剧烈刺痛、绞痛伴呼吸困难与发绀见于

43

（111~112 题共用备选答案）

A. 神经功能性头痛　　　B. 脑内寄生虫　　　C. 青光眼或脑瘤

D. 偏头痛　　　　　　　E. 颅内压增高

111. 头痛伴视力障碍可见于

112. 头痛伴神经功能紊乱者可见于

（113~114 题共用备选答案）

A. 输尿管结石　　　　　B. 十二指肠溃疡　　　C. 急性胆囊炎

D. 心绞痛　　　　　　　E. 颅内压增高

113. 心前区疼痛呈压榨样并有窒息感可见于

114. 头痛不断加重伴有呕吐者提示

（115~116 题共用备选答案）

A. 输尿管结石　　　　　B. 十二指肠溃疡　　　C. 急性胆囊炎

D. 心绞痛　　　　　　　E. 颅内压增高

115. 右上腹疼痛放射至右肩胛下区可见于

116. 呕吐伴上腹部节律性周期性痛可见于

（117~118 题共用备选答案）

A. 气道痉挛　　　　　　B. 心力衰竭　　　　　C. 尿毒症

D. 重度贫血　　　　　　E. 脑出血

117. 支气管哮喘所致的呼吸困难

118. 神经因素所致呼吸困难

（119~120 题共用备选答案）

A. 气道阻塞　　　　　　B. 心力衰竭　　　　　C. 尿毒症

D. 重度贫血　　　　　　E. 脑出血

119. 血液病所致呼吸困难

120. 心血管疾病所致呼吸困难

（121~122 题共用备选答案）

A. 吸气性呼吸困难　　　B. 呼气性呼吸困难　　　C. 混合性呼吸困难

D. 心源性呼吸困难　　　E. 中毒性呼吸困难

121. 喉部疾病或气管疾病

122. 肺部弹性减弱和（或）小的气管狭窄阻塞（痉挛或炎症）

（123~124 题共用备选答案）

A. 神经性疾病呼吸困难　　　　　　　　　B. 血液性疾病呼吸困难

C. 吸气性疾病呼吸困难　　　　　　　　　D. 心源性疾病呼吸困难

E. 混合性呼吸困难

123. 颅脑重症疾病时呼吸困难

124. 大出血致重度贫血时呼吸困难

（125~126 题共用备选答案）

A. 糖尿病酮症酸中毒　　B. 急性左心衰竭　　　C. 大叶性肺炎

D. 急性渗出性胸膜炎　　E. 支气管哮喘

125. 反复发作性呼吸困难伴哮鸣音
126. 呼吸困难伴发热,咳铁锈色痰

(127~128 题共用备选答案)

A. 糖尿病酮症酸中毒　　　　　　B. 急性左心衰竭
C. 大叶性肺炎　　　　　　　　　D. 急性渗出性胸膜炎
E. 支气管哮喘

127. 呼吸困难伴咳大量泡沫痰或粉红色泡沫痰
128. 呼吸困难伴昏迷

(129~130 题共用备选答案)

A. 咳嗽声音低微或无声
B. 咳嗽声音嘶哑
C. 金属音调咳嗽
D. 阵发性连续剧咳伴有高调吸气回声(鸡鸣样咳嗽)
E. 咳嗽、粉红色泡沫痰高度呼吸困难

129. 极度衰弱或声带麻痹
130. 喉返神经麻痹

(131~132 题共用备选答案)

A. 咳嗽声音低微或无声
B. 咳嗽声音嘶哑
C. 金属音调咳嗽
D. 阵发性连续剧咳伴有高调吸气回声(鸡鸣样咳嗽)
E. 咳嗽、粉红色泡沫痰高度呼吸困难

131. 声带炎、喉炎
132. 喉结核、喉癌

(133~134 题共用备选答案)

A. 大量咯血伴低热　　　　　　　B. 持续痰中带血伴 Horner 综合征
C. 稍有痰中带血伴剧咳　　　　　D. 间断咯血伴大量脓痰
E. 周期性咯血

133. 支气管子宫内膜异位症
134. 支气管扩张

(135~136 题共用备选答案)

A. 大量咯血伴低热　　　　　　　B. 持续痰中带血伴 Horner 综合征
C. 稍有痰中带血伴剧咳　　　　　D. 间断咯血伴大量脓痰
E. 周期性咯血

135. 肺结核空洞
136. 支气管肺癌

(137~138 题共用备选答案)

A. 发绀伴呼吸困难　　B. 发绀伴杵状指(趾)　　C. 发绀伴意识障碍
D. 发绀伴红细胞增多　　E. 发绀伴心脏杂音

137. 某些药物或化学物质急性中毒

138. 发绀型先天性心脏病

(139~140 题共用备选答案)

A. 水肿伴大量蛋白尿

B. 水肿伴脾大

C. 水肿伴颈静脉怒张

D. 水肿突然发生并累及声门

E. 水肿为非凹陷性伴局部皮肤粗硬,毛孔粗大,呈结节状

139. 缩窄性心包炎

140. 血管神经性水肿

(141~142 题共用备选答案)

A. 溶血性黄疸   B. 肝细胞性黄疸

C. 胆汁淤积性黄疸   D. Crigler–Najjar 综合征

E. Rotor 综合征

141. 血清结合胆红素增加

142. 血清结合胆红素与非结合胆红素均增加

(143~144 题共用备选答案)

A. 幽门梗阻   B. 颅内高压   C. 早孕

D. 迷路炎   E. 细菌性食物中毒

143. 呕吐伴眩晕、眼球震颤

144. 呕吐大量隔宿食物

(145~146 题共用备选答案)

A. 便后滴血   B. 柏油样便   C. 洗肉水样便

D. 果酱样脓血便   E. 黏液脓血便

145. 痔疮

146. 急性出血性坏死性肠炎

(147~148 题共用备选答案)

A. 便血   B. 果酱样脓血便   C. 隐血便

D. 黏液脓性血便   E. 洗肉水样粪便

147. 阿米巴痢疾

148. 急性细菌性痢疾

(149~150 题共用备选答案)

A. 米泔样稀便   B. 果酱样脓血便   C. 蛋清样稀便

D. 黏液脓性鲜血便   E. 洗肉水样粪便

149. 霍乱

150. 白假丝酵母菌性肠炎

(151~152 题共用备选答案)

A. 少尿伴大量蛋白尿   B. 少尿伴排尿困难

C. 少尿伴血尿、蛋白尿、高血压、水肿   D. 少尿伴腰痛、尿痛

E. 少尿伴出血

151. 尿路结石

152. 前列腺肥大

（153~154 题共用备选答案）

A. 压力性尿失禁　　　　B. 反射性尿失禁　　　　C. 急迫性尿失禁

D. 功能性尿失禁　　　　E. 溢出性尿失禁

153. 病人咳嗽时尿液不自主流出，属于

154. 病人脑梗死后行动不便，自觉有尿意但来不及去厕所就不自主排尿，属于

（155~156 题共用备选答案）

A. 急性感染　　　　　　B. 脑膜炎　　　　　　　C. 癫痫大发作

D. 癔症　　　　　　　　E. 低血钙

155. 全身抽搐伴有瞳孔扩大、舌咬伤见于

156. 手足搐搦症见于

【X 型题】

157. 评估疼痛应注意

A. 发病的特点　　　　　　　　　　　　B. 疼痛的部位

C. 疼痛的性质与强度　　　　　　　　　D. 牵涉痛放射部位

E. 诱发缓解疼痛的因素

158. 胸痛应注意的临床特点有

A. 部位　　　　　　　　　　　　　　　B. 性质与强度

C. 放射部位　　　　　　　　　　　　　D. 诱发与缓解的因素

E. 发病年龄

159. 右下腹痛、肿块伴低热可见于

A. 肠结核　　　　　　B. 结肠癌　　　　　　　C. 慢性阑尾炎急性发作

D. 妇科疾病　　　　　E. Crohn 病

160. 慢性腹痛的病因

A. 腹腔器官慢性炎症　　　　　　　　　B. 空腔脏器的张力变化

C. 腹腔脏器的扭转或梗阻　　　　　　　D. 肿瘤压迫及浸润

E. 胃肠神经功能紊乱

161. 胆绞痛的特点是

A. 位于右上腹　　　　　　　　　　　　B. 放射至右背与右肩胛

C. 常伴有黄疸，发热　　　　　　　　　D. 肝可触及

E. Murphy 征阳性

162. 腰背痛伴脊柱畸形见于

A. 重症胰腺炎　　　　B. 外伤　　　　　　　　C. 先天性畸形

D. 尿路结石　　　　　E. 椎体结核

163. 腰背痛伴活动受限见于

A. 强直性脊柱炎　　　B. 胆囊炎　　　　　　　C. 椎间盘脱出

D. 带状疱疹　　　　　E. 风湿热

164. 可引起腰背痛的是

A. 带状疱疹   B. 肾肿瘤   C. 盆腔炎

D. 肺癌   E. 骨性关节炎

165. 可引起关节痛的是

A. 半月板破裂   B. 猩红热   C. 痢疾

D. 系统性红斑狼疮   E. 硬皮病

166. 系统性红斑狼疮病人除有关节痛外,还有

A. 发热及皮疹   B. 关节脱位   C. 肌痛

D. 光过敏   E. 肾损害

167. "三凹征"可见于

A. 气管肿瘤   B. 气管异物   C. 喉痉挛

D. 支气管哮喘   E. 肺结核

168. 大量脓痰常见于

A. 支气管扩张   B. 肺脓肿   C. 慢性支气管炎

D. 支气管哮喘   E. 急性支气管炎

169. 我国常见的咯血病因是

A. 肺结核   B. 支气管扩张   C. 慢性支气管炎

D. 肺癌   E. 支气管哮喘

170. 咳嗽伴咯血常见于

A. 肺结核   B. 支气管扩张   C. 支气管肺癌

D. 肺脓肿   E. 二尖瓣狭窄

171. 能鉴别呕血与咯血的是

A. 出血的量   B. 是否经口腔排出

C. 排出物的颜色   D. 排出物的酸碱度

E. 有无休克的表现

172. 肾源性水肿的特点是

A. 水肿较重、坚实、移动性小

B. 水肿可为轻中度、质地松软

C. 常首先出现于最低部位

D. 常首先出现于眼睑及颜面部

E. 可伴有低蛋白血症

173. 心源性水肿特点是

A. 从下肢开始   B. 双上肢水肿也很明显

C. 水肿比较坚实、移动性小   D. 伴静脉压升高

E. 多伴有低蛋白血症

174. 水肿伴低蛋白血症常见于

A. 肝硬化   B. 右心衰竭

C. 肾病综合征   D. 慢性消耗性疾病

E. 药物性水肿

175. 能鉴别肾源性和心源性水肿的是

A. 起始部位　　　　　　B. 发展速度　　　　　C. 是否为可凹性

D. 是否合并腹水　　　　E. 伴随症状或体征

176. 可引起溶血性黄疸的是

A. 自身免疫性溶血性贫血　　　　　　　　B. 蚕豆病

C. 珠蛋白生成障碍性贫血　　　　　　　　D. 阵发性睡眠性血红蛋白尿

E. 遗传性球形红细胞增多症

177. 可引起肝细胞性黄疸的是

A. 钩端螺旋体病　　　　B. 病毒性肝炎　　　　C. 败血症

D. 蚕豆病　　　　　　　E. 珠蛋白生成障碍性贫血

178. 黄疸伴右上腹痛可见于

A. 肝脓肿　　　　　　　B. 原发性肝癌　　　　C. 胆总管结石

D. 病毒性肝炎　　　　　E. 胆道蛔虫症

179. 符合胆汁淤积性黄疸的有

A. 皮肤黄染较轻,呈柠檬色　　　　　　　B. 长期服用氯丙嗪可发生

C. 粪便颜色呈白陶土色　　　　　　　　　D. 易出现肝性脑病

E. 常有寒战、高热

180. 符合肝细胞性黄疸的是

A. 血清总胆红素增加

B. 血清结合胆红素增加,非结合胆红素减少

C. 血浆凝血酶原时间延长

D. 尿胆原增高

E. 尿胆红素定性试验阴性

181. 可出现黄疸伴胆囊肿大的是

A. 胰头癌　　　　　　　B. 蚕豆病　　　　　　C. 肝脓肿

D. 胆总管结石　　　　　E. 胆道蛔虫病

182. 可引起呕吐的是

A. 消化性溃疡　　　　　B. 急性肝炎　　　　　C. 青光眼

D. 神经性厌食　　　　　E. 心肌梗死

183. 可引起反射性呕吐的是

A. 咽炎　　　　　　　　B. 胰腺炎　　　　　　C. 急性腹膜炎

D. 急性肾盂肾炎　　　　E. 急性盆腔炎

184. 呕血的常见病因是

A. 消化性溃疡　　　　　　　　　　　　　　B. 食管静脉曲张破裂出血

C. 胃癌　　　　　　　　　　　　　　　　　D. 急性胃肠炎

E. 急性出血性胃炎

185. 引起呕血的病因包括

A. 食管疾病　　　　　　B. 胃及十二指肠溃疡　C. 胰腺疾病

D. 肝胆疾病　　　　　　E. 血液疾病

186. 可引起柏油便的是

A. 十二指肠球部溃疡　　B. 小肠肿瘤　　　　C. 胃癌

D. 结肠癌　　　　　　　E. 溃疡性结肠炎

187. 腹泻可分为

A. 分泌性腹泻　　　　　B. 渗透性腹泻　　　C. 吸收不良性腹泻

D. 渗出性腹泻　　　　　E. 动力性腹泻

188. 易发生腹泻的是

A. 甲状腺功能亢进症　　　　　　　　　　B. 连日服用吗啡

C. 慢性胰腺炎　　　　　　　　　　　　　D. 败血症

E. 肠粘连

189. 急性腹泻的特点有

A. 起病急骤

B. 病程较短

C. 常不伴有腹痛

D. 多见于吸收不良或肠道肿瘤

E. 每天排便次数可多达 10 次以上

190. 有关便秘的叙述,正确的是

A. 排便频率减少

B. 排便困难,粪便干结

C. 习惯性便秘,多发生于中青年人

D. 正常人排便的标准是 1 次 / 天

E. 便秘伴呕吐、肠绞痛提示肠梗阻

191. 某膀胱癌病人,近 2 天因膀胱出口梗阻致尿潴留,同时伴有尿液持续滴漏。该病人的护理诊断是

A. 溢出性尿失禁

B. 压力性尿失禁

C. 有情境性低自尊的危险

D. 有皮肤完整性受损的危险

E. 有活动无耐力的危险

192. 以觉醒状态改变为主的意识障碍根据程度不同可分为

A. 嗜睡　　　　　　　B. 意识模糊　　　　C. 昏睡

D. 昏迷　　　　　　　E. 谵妄

(二) 名词解释

1. 呼吸困难

2. 心源性哮喘

3. 咳嗽

4. 咯血

5. 心悸

6. 发绀

7. 水肿

8. 黄疸

9. 呕吐

10. 呕血

11. 腹泻

12. 便秘

13. 抽搐

14. 惊厥

15. 尿失禁

16. 谵妄

17. 意识障碍

18. 尿潴留

(三) 填空题

1. 致热源是导致发热的最主要因素,致热源可分为＿＿＿＿＿＿和＿＿＿＿＿＿两大类。

2. 按发热的高低可分为:①＿＿＿＿;②＿＿＿＿;③＿＿＿＿;④＿＿＿＿。

3. 发热的临床过程一般分为:①＿＿＿＿;②＿＿＿＿;③＿＿＿＿3个阶段。

4. 不同的病因所致的发热热型也常不同。临床上常见的热型有①＿＿＿＿;②＿＿＿＿;③＿＿＿＿;④＿＿＿＿;⑤＿＿＿＿;⑥＿＿＿＿。

5. 腰痛伴尿频尿急,见于＿＿＿＿＿＿＿。

6. 关节痛可分为＿＿＿＿＿和＿＿＿＿＿。

7. 关节痛病因包括＿＿＿＿＿、＿＿＿＿＿和＿＿＿＿＿。

8. 呼吸困难的病因主要是＿＿＿＿＿和＿＿＿＿＿疾病。

9. 呼吸系统疾病引起的呼吸困难包括:①＿＿＿;②＿＿＿;③＿＿＿;④＿＿＿;⑤＿＿＿。

10. 发作性呼吸困难伴有哮鸣音者,见于＿＿＿＿、＿＿＿＿。

11. 呼吸困难伴有大量浆液性泡沫样痰,见于＿＿＿＿和＿＿＿＿。

12. 呼吸困难伴血性泡沫样痰见于＿＿＿＿＿。

13. 骤然发生的严重呼吸困难见于＿＿＿、＿＿＿、＿＿＿等。

14. 呼吸困难伴发热可见于＿＿＿、＿＿＿、＿＿＿等。

15. 呼吸困难伴咳脓痰较多者可见于＿＿＿、＿＿＿等。

16. 癔症病人由于＿＿＿＿或＿＿＿＿的影响可有呼吸困难,其特点是呼吸频率可达60~100次/分,常因通气过度可发生＿＿＿＿。严重时可有＿＿＿＿。

17. 痰的性质可分为＿＿＿、＿＿＿、＿＿＿、＿＿＿等。

18. 脓痰有恶臭气味者,提示有＿＿＿＿感染。

19. 判断咯血量,每天＿＿＿为小量;＿＿＿为中等量;＿＿＿为大量咯血。

20. 咯血应与＿＿＿部位出血或＿＿＿引起的呕血相鉴别。

21. 某男性,46岁,有长期大量吸烟史,出现咯血,要高度警惕＿＿＿疾病。

22. 心悸伴心前区痛,可见于＿＿＿＿＿(如心绞痛、心肌梗死)、＿＿＿＿、＿＿＿＿,亦可见于＿＿＿＿。

23. 心悸伴发热可见于＿＿＿＿、＿＿＿＿、＿＿＿＿、＿＿＿＿、＿＿＿＿。

24. 心悸伴晕厥或抽搐可见于＿＿＿＿、＿＿＿＿或＿＿＿＿、＿＿＿＿。

25. 心悸伴贫血可见于各种病因引起的＿＿＿＿或＿＿＿＿,＿＿＿＿则心悸多在劳累后较明显。

26. 发绀的病因系血液中＿＿＿＿＿和血液中存在＿＿＿＿＿。

27. 血液中还原血红蛋白增多的发绀可分为:＿＿＿＿、＿＿＿＿、＿＿＿＿。

28. 肺性发绀见于各种严重呼吸系统疾病,如＿＿＿＿、＿＿＿＿、＿＿＿＿。

29. 周围性发绀的特点是常见于＿＿＿＿＿,这些部位的皮肤温度低、发凉,若按摩或加温耳垂与肢体端使其温暖,发绀即可消失。

30. 周围性发绀可分为:＿＿＿＿＿和＿＿＿＿＿。

31. 血液中当存在异常血红蛋白衍化物时可引起发绀,这些物质是指＿＿＿＿和＿＿＿＿。

32. 胆汁淤积性黄疸血清结合胆红素＿＿＿＿＿,尿胆红素试验＿＿＿＿＿,尿色＿＿＿＿＿,大便呈＿＿＿＿＿。

33. 呕吐物含多量胆汁提示梗阻平面在＿＿＿＿＿。

34. 阿米巴痢疾粪便呈＿＿＿＿＿,细菌性痢疾粪便呈＿＿＿＿＿,霍乱粪便呈＿＿＿＿＿.

35. 便秘与腹泻交替者常见于＿＿＿＿、＿＿＿＿、＿＿＿＿。

36. ＿＿＿＿、＿＿＿＿与＿＿＿＿合称膀胱刺激征。

37. 24 小时尿量小于＿＿＿＿＿,或每小时尿量小于＿＿＿＿＿称为少尿;24 小时尿量超过＿＿＿＿称为多尿。

38. 少尿的病因可分为＿＿＿＿、＿＿＿＿及＿＿＿＿三类。

39. 低钙血症所致手足抽搐发作时,腕及手掌指关节屈曲,指间关节伸直,拇指内收,呈＿＿＿＿＿;踝关节伸直,足趾下屈,足弓呈弓状,似＿＿＿＿＿。

40. 以意识内容改变为主的意识障碍可表现为＿＿＿＿＿和＿＿＿＿＿。

41. 昏迷的程度可分为＿＿＿＿＿、＿＿＿＿＿和＿＿＿＿＿。

(四) 问答题

1. 发热临床过程的特点及临床表现。

2. 临床上常见热型的特点及临床意义。

3. 发热的相关护理诊断 / 问题有哪些?

4. 疼痛时应采集的客观资料与内容有哪些?

5. 腹痛的伴随症状及临床意义。

6. 头痛的伴随症状及临床意义。

7. 腰背痛常见的伴随症状及临床意义。

8. 简述黄疸的相关护理诊断 / 问题。

9. 肺源性呼吸困难的特点及病因。

10. 左心衰竭引起的呼吸困难的特点。

11. 咳嗽的性质与音色变化及可能的病因。

12. 痰的性状变化及可能的病因。

13. 咳嗽、咳痰的护理评估要点。

14. 咯血与呕血的鉴别。

15. 咯血的相关护理诊断 / 问题。

16. 发绀的临床特点。

17. 心源性水肿与肾源性水肿的鉴别。

18. 黄疸的分类及临床表现。

19. 呕血与黑便的相关护理诊断 / 问题。

20. 便血的护理评估要点。

21. 腹泻的临床特点。

22. 少尿、无尿的评估要点。

23. 多尿的评估要点。

24. 血尿的评估要点。

25. 尿频、尿急、尿痛的评估要点。

26. 尿失禁的临床表现。

27. 尿失禁的相关护理诊断 / 问题。

28. 抽搐与惊厥的临床表现。

29. 抽搐与惊厥的评估要点。

30. 抽搐与惊厥的相关护理诊断 / 问题。

31. 如何区分嗜睡、昏睡和昏迷。

32. 昏迷的程度与临床特点。

33. 意识模糊和谵妄的区别。

34. 意识障碍的评估要点。

35. 意识障碍的相关护理诊断 / 问题。

三、参考答案

(一) 选择题

1. C	2. A	3. B	4. B	5. B
6. C	7. D	8. D	9. B	10. B
11. B	12. C	13. D	14. B	15. E
16. A	17. A	18. E	19. D	20. B
21. D	22. E	23. C	24. D	25. B
26. E	27. C	28. E	29. B	30. C
31. C	32. D	33. A	34. D	35. E
36. A	37. A	38. C	39. A	40. A
41. B	42. B	43. B	44. A	45. D
46. C	47. A	48. C	49. A	50. B
51. B	52. C	53. C	54. D	55. B
56. B	57. E	58. B	59. A	60. E

61. A	62. E	63. E	64. C	65. A
66. E	67. B	68. E	69. A	70. A
71. C	72. D	73. A	74. E	75. C
76. C	77. C	78. A	79. B	80. D
81. A	82. C	83. B	84. D	85. E
86. A	87. C	88. B	89. E	90. C
91. A	92. B	93. A	94. C	95. D
96. C	97. C	98. A	99. C	100. B
101. E	102. A	103. E	104. B	105. E
106. A	107. C	108. A	109. E	110. A
111. C	112. A	113. D	114. C	115. C
116. B	117. A	118. E	119. D	120. B
121. A	122. B	123. A	124. B	125. E
126. C	127. B	128. A	129. A	130. B
131. B	132. B	133. E	134. A	135. A
136. B	137. C	138. E	139. C	140. D
141. C	142. B	143. D	144. A	145. A
146. C	147. B	148. D	149. A	150. C
151. E	152. B	153. A	154. D	155. C
156. E	157. ABCDE	158. ABCDE	159. ABCDE	160. ABCDE
161. ABCDE	162. BCE	163. AC	164. ABCDE	165. ABCDE
166. ABCDE	167. ABC	168. ABC	169. ABD	170. ABCDE
171. CD	172. BDE	173. ACD	174. ACD	175. ABE
176. ABCDE	177. ABC	178. ABCDE	179. BC	180. ACD
181. ADE	182. ABCDE	183. ABCDE	184. ABC	185. ABCDE
186. ABC	187. ABCDE	188. ACD	189. ABE	190. ABE
191. ACD	192. ACD			

(二) 名词解释

1. 呼吸困难 是指病人主观感觉空气不足或呼吸费力,客观上表现为呼吸运动用力,严重时可出现张口呼吸、鼻翼扇动、端坐呼吸及发绀、辅助呼吸肌参与呼吸运动,并伴有呼吸频率、深度和节律的异常。

2. 心源性哮喘 是指混合性呼吸困难,活动时呼吸困难出现或加重,休息时减轻或消失,卧位明显,坐位或立位减轻。重者可采取半坐位或端坐体位。

3. 咳嗽 是人体的一种防御性反射动作,通过咳嗽可以清除呼吸道分泌物及气道异物。

4. 咯血 是指喉及喉以下的呼吸道和肺组织出血,血液随咳嗽从口腔咯出。

5. 心悸 是一种自觉心脏跳动的不适感或心慌感。

6. 发绀 是指血液中还原血红蛋白增多,使皮肤、黏膜呈现青紫色的现象,也称为紫绀。

7. 水肿　是指人体组织间隙有过多的液体积聚使组织肿胀。

8. 黄疸　是由于血清中胆红素浓度升高致使皮肤、黏膜和巩膜黄染。

9. 呕吐　是通过胃的强烈收缩迫使胃或部分小肠的内容物通过食管逆流经口腔排出体外的现象。

10. 呕血　是上消化道疾病(指屈氏韧带以上的消化器官,包括食管、胃、十二指肠、肝、胆、胰疾病)或全身性疾病所致的急性上消化道出血,血液经口腔呕出。

11. 腹泻　是指排便次数增多,粪质稀薄、水分增加或带有未消化的食物、黏液、脓血。

12. 便秘　是指排便次数7天内少于2~3次,粪便干结伴排便困难。

13. 抽搐　是指全身或局部骨骼肌非自主的抽动或强烈收缩,常可引起关节运动和强直。

14. 惊厥　当肌肉收缩表现为强直性和阵挛性时称惊厥。

15. 尿失禁　是指膀胱内的尿液不受控制而自行流出。尿失禁可以是暂时性的,也可是持续性的,尿液可以大量流出也可点滴溢出。

16. 谵妄　一种以兴奋性增高为主的高级神经中枢急性功能失调状态。表现为定向力丧失、幻觉、错觉、躁动不安、言语杂乱等。部分病人可康复,部分可发展为昏迷。

17. 意识障碍　是指人体对周围环境及自身状态的识别和察觉能力障碍的一种精神状态。

18. 尿潴留　是指膀胱排空不完全或停止排尿。尿液完全不能排出称为完全性尿潴留;尿液不能完全排出,排尿后残余尿量大于100ml称为不完全性尿潴留。

(三) 填空题

1. 外源性致热源,内源性致热源

2. 低热:37.3~38℃,中等度热:38.1~39℃,高热:39.1~41℃,超高热:41℃以上

3. 体温上升期,高热期,体温下降期

4. 稽留热,弛张热,间歇热,波状热,回归热,不规则热

5. 尿路感染

6. 急性,慢性

7. 外伤,感染或感染变应性,自身免疫性与变态反应性

8. 呼吸系统,心血管系统

9. 气道阻塞,肺部疾病,胸廓疾病,神经肌肉疾病,膈运动障碍

10. 支气管哮喘,心源性哮喘

11. 急性左心衰竭,有机磷杀虫药中毒

12. 急性左心衰竭(或急性肺水肿)

13. 急性喉头水肿,气道异物,大块肺栓塞,自发性气胸

14. 肺炎,肺脓肿,胸膜炎,急性心包炎,咽后壁脓肿

15. 肺脓肿,支气管扩张并发感染

16. 精神,心理因素,呼吸性碱中毒,意识障碍

17. 黏液性,浆液性,黏液脓性,脓性,血性

18. 厌氧菌

19. 100ml,100~500ml,500ml 以上

20. 咽、口腔、鼻,上消化道出血

21. 支气管肺癌

22. 冠心病,心肌炎,心包炎,心脏神经官能症

23. 急性传染病,风湿热,心肌炎,心包炎,感染性心内膜炎

24. 高度房室传导阻滞,心室颤动,阵发性室性心动过速,病态窦房结综合征

25. 急性失血,休克,慢性贫血

26. 还原血红蛋白增多,异常血红蛋白衍生物

27. 中心性发绀,周围性发绀,混合性发绀

28. 呼吸道阻塞疾病,肺部疾病,肺血管疾病

29. 肢体末梢与下垂部位

30. 淤血性周围性发绀,缺血性周围性发绀

31. 高铁血红蛋白,硫化血红蛋白

32. 增加,阳性,深,白陶土色

33. 多在十二指肠乳头以下

34. 暗红色果酱样,黏液脓血便,米泔水样

35. 肠结核,溃疡性结肠炎,肠易激综合征

36. 尿频,尿急,尿痛

37. 400ml,17ml,2500ml

38. 肾前性,肾性,肾后性

39. "助产士手","芭蕾舞足"

40. 意识模糊,谵妄

41. 轻度昏迷,中度昏迷,深度昏迷

(四) 问答题

1. 发热临床过程的特点及临床表现(表 2-1)

表 2-1　发热临床过程的特点及临床表现

阶段	特点	临床表现
体温上升期(发热期)	产热大于散热	疲乏无力、皮肤苍白、肌肉酸痛、无汗、畏寒或寒战,继而表现为体温骤升或缓升
高热期(极期)	产热和散热过程在较高水平保持相对平衡	皮肤潮红、灼热、呼吸深快、开始出汗并逐渐增多
体温下降期(退热期)	散热大于产热	多汗、皮肤潮湿

2. 临床上常见热型的特点及临床意义(表 2-2)

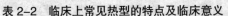

表 2-2 临床上常见热型的特点及临床意义

热型	特点	临床意义
稽留热	体温持续在 39~40℃,达数天或数周,24 小时内体温波动范围不超过 1℃	伤寒高热期、大叶性肺炎
弛张热	又称败血症热型。指体温在 39℃以上,24 小时内体温波动范围超过 2℃,但都在正常水平以上	败血症、风湿热、化脓性炎症、重症肺结核等
间歇热	体温骤升达高峰后持续数小时,又迅速降至正常水平,无热期可持续 1 天至数天,如此高热期与无热期反复交替出现	疟疾、急性肾盂肾炎
波状热	体温逐渐上升达 39℃或以上,数天后又下降至正常水平,持续数天后又逐渐升高,如此反复多次	布鲁菌病
回归热	体温急骤上升至 39℃或以上,持续数天后又骤然下降至正常水平,数天后体温又骤升,如此规律性交替出现	回归热、霍奇金病
不规则热	发热的体温曲线无一定规律	结核病、癌性发热、风湿热等

3. 发热的相关护理诊断 / 问题
(1) 体温过高   与病原体感染有关;与体温调节中枢功能障碍有关。
(2) 体液不足   与体温下降期出汗过多和(或)液体摄入量不足有关。
(3) 营养失调:低于机体需要量   与长期发热代谢率增高及营养物质摄入不足有关。
(4) 潜在并发症:惊厥、意识障碍。
(5) 口腔黏膜改变   与发热所致的口腔黏膜干燥有关。
4. 疼痛时应采集的客观资料与内容(表 2-3)

表 2-3 疼痛时应采集的客观资料与内容

客观资料	内 容
疼痛的生理反应	如脉搏、呼吸、血压、心率、面容变化,有无恶心、呕吐、大汗、睡眠障碍,剧烈疼痛者应注意有无休克的表现
伴随症状与体征	如头痛是否伴剧烈呕吐、视乳头水肿,胸痛是否伴咳嗽、咳痰或咯血,上腹疼痛是否伴有腹肌紧张、压痛、反跳痛等
疼痛的行为反应	如痛苦面容、呻吟、哭泣、强迫体位等
疼痛的情绪反应	如焦虑、恐惧等

5. 腹痛的伴随症状及临床意义(表 2-4)

表 2-4　腹痛的伴随症状及临床意义

伴随症状	临床意义
发热、寒战	有炎症存在,见于急性胆道感染、胆囊炎、肝脓肿、腹腔脓肿,也可见于腹腔外疾病
黄疸	可能与肝、胆、胰疾病有关。急性溶血性贫血也可出现腹痛与黄疸
休克	有贫血者多是腹腔脏器破裂(如肝、脾或异位妊娠破裂);无贫血者多为胃肠穿孔、绞窄性肠梗阻、肠扭转、急性出血坏死性胰腺炎。心肌梗死、肺炎也可表现为腹痛与休克
呕吐	食管、胃肠病变,呕吐量大提示胃肠道梗阻
泛酸、嗳气	胃十二指肠溃疡或胃炎
腹泻	消化吸收功能障碍或肠道炎症、溃疡或肿瘤
血尿	可能为泌尿系统疾病(如泌尿系统结石)所致

6. 头痛的伴随症状及临床意义(表 2-5)

表 2-5　头痛的伴随症状及临床意义

伴随症状	临床意义
剧烈呕吐	颅内压增高,头痛在呕吐后减轻者见于偏头痛
眩晕	小脑肿瘤、椎 - 基底动脉供血不足
发热	感染性疾病,包括颅内或全身性感染
慢性头痛,伴精神症状	可能为颅内肿瘤
突然加剧并有意识障碍	可能发生脑疝
视力障碍	青光眼或脑肿瘤
脑膜刺激征	脑膜炎或蛛网膜下腔出血
癫痫发作	脑血管畸形、脑内寄生虫病或脑肿瘤
神经功能紊乱症状	可能是神经功能性头痛

7. 腰背痛常见的伴随症状及临床意义(表 2-6)

表 2-6　腰背痛常见的伴随症状及临床意义

伴随症状	临床意义
脊柱畸形	外伤后畸形多因脊柱骨折、错位所致;自幼有畸形为先天性脊柱疾病所致;缓起性畸形见于脊柱结核和强直性脊柱炎
活动受限	脊柱外伤、强直性脊柱炎、腰背部软组织急性扭挫伤
长期低热	脊柱结核、类风湿关节炎
高热	化脓性脊椎炎、椎旁脓肿
尿频、尿急	尿路感染、前列腺炎、前列腺肥大
血尿	肾结石、输尿管结石
嗳气、泛酸、上腹胀痛	胃溃疡、十二指肠溃疡、胰腺病变
腹泻或便秘	溃疡性结肠炎、Crohn 病
月经异常、痛经、白带增多	宫颈炎、盆腔炎、卵巢及附件炎症或肿瘤

8. 黄疸的相关护理诊断 / 问题

(1) 舒适的改变:皮肤瘙痒　与胆红素排泄障碍、血液胆盐增高有关。

(2) 有皮肤完整性受损的危险　与皮肤瘙痒有关。

(3) 身体心像紊乱　与黄疸所致皮肤、黏膜和巩膜发黄有关。

(4) 睡眠型态紊乱　与胆汁淤积性黄疸所致皮肤瘙痒有关。

9. 肺源性呼吸困难的特点及病因(表 2-7)

表 2-7　肺源性呼吸困难的特点及病因

类型	特点	病因
吸气性	吸气显著费力、严重者可出现"三凹征"、伴有干咳及高调吸气性喉鸣	喉部、气管、大支气管的狭窄与阻塞
呼气性	呼气费力、呼气缓慢、呼吸时间明显延长,伴有呼气期哮鸣音	慢性支气管炎(喘息型)、慢性阻塞性肺气肿、支气管哮喘等
混合性	吸气期和呼气期均感呼吸费力,呼吸频率增快、深度变浅,可伴有呼吸音异常或病理性呼吸音	重症肺炎、重症肺结核、弥漫性肺间质疾病、大量胸腔积液、气胸和广泛胸膜肥厚

10. 左心衰竭所致的呼吸困难的特点(表 2-8)

表 2-8　左心衰竭所致的呼吸困难的特点

项目	特点
基础疾病	风湿性心脏病、高血压性心脏病、冠状动脉硬化性心脏病等
呼吸困难	混合性呼吸困难,活动时呼吸困难出现或加重,休息时减轻或消失,卧位明显,坐位或立位减轻。重者可采取半坐位或端坐体位(心源性哮喘)
肺部体征	两肺底或全肺出现湿性啰音
影响因素	应用强心剂、利尿剂和血管扩张剂改善心功能后呼吸困难随之好转

11. 咳嗽的性质与音色变化及可能的病因

(1) 咳嗽的性质变化:咳嗽无痰或痰量很少称为干咳,常见于急性咽喉炎、急性支气管炎的早期、各种原因的胸膜炎、肺结核的初期等。咳嗽伴有咳痰,常见于慢性支气管炎、气管、支气管异物、支气管扩张、肺脓肿、尘肺、慢性纤维空洞型肺结核等。

(2) 咳嗽的音色变化:咳嗽时声音嘶哑多为声带炎症,肿瘤压迫喉返神经所致。金属音调咳嗽,见于纵隔肿瘤、原发性支气管肺癌、主动脉瘤。咳嗽声音低微而无力常见于肺气肿、极度衰竭、声带麻痹等。

12. 痰的性状变化及可能的病因　急性呼吸道炎症常为白色黏液痰。肺炎球菌肺炎为铁锈色痰,肺水肿呈粉红色泡沫痰。肺结核、肺癌可有血痰。棕褐色痰见于阿米巴性肺脓肿。厌氧菌感染的痰液有恶臭。肺脓肿、支气管扩张、慢性支气管炎可咳出大量脓性痰。葡萄球菌肺炎、肺癌可有脓血痰。

13. 咳嗽、咳痰的护理评估要点

(1) 相关病史与诱因:有无与咳嗽、咳痰相关的病史或诱发因素。

（2）痰液的形状改变：咳嗽出现和持续的时间、性质、节律、音色及其与体位、睡眠的关系。痰液性质、痰量、颜色、气味、黏稠度及与体位的关系。

（3）咳嗽、咳痰对人体功能性健康型态的影响：主要包括：①有无食欲减退，日常生活活动能力受限等活动与运动型态的改变。②有无失眠等睡眠休息型态的改变。对胸、腹部手术后剧烈、频繁咳嗽者要注意评估切口情况。

（4）诊断、治疗与护理经过：是否服用止咳祛痰药物，药物种类、剂量及疗效；有无采取促进排痰的护理措施。

14. 咯血与呕血的鉴别（表2-9）

表2-9　咯血与呕血的鉴别

鉴别点	咯血	呕血
病因	肺结核、支气管扩张症、肺癌、肺炎、肺脓肿和心脏病等	消化性溃疡、肝硬化、急性胃黏膜病变、胃癌、胆道病变
出血前症状	喉部痒感、胸闷、咳嗽等	上腹部不适、恶心、呕吐等
出血方式	咯出	呕出
出血的血色	鲜红	暗红、棕色，有时为鲜红色
血中混有物	痰液、泡沫	食物残渣
酸碱反应	碱性	酸性
黑便	无，吞咽较多血液时可有	有，可为柏油样，呕血停止后仍可持续数天
出血后痰的性状	常有血痰数日	一般无痰

15. 咯血的相关护理诊断/问题

（1）有窒息的危险　与大量咯血有关；与意识障碍有关；与无力咳嗽所致血液潴留在大气道有关。

（2）有感染的危险　与血液潴留在支气管有关。

（3）焦虑　与咯血不止、对检查结果感到不安有关。

（4）恐惧　与咯血有关。

（5）体液不足　与大量咯血所致循环血量不足有关。

（6）潜在并发症：休克。

16. 发绀的临床特点（表2-10）

表2-10　发绀的临床特点

发绀	临床特点
中心性发绀	全身性发绀，除四肢与面颊外，亦可见于舌及口腔黏膜与躯干皮肤，且发绀的皮肤温暖
周围性发绀	发绀常出现于肢体下垂部分及周围部位（如肢端、耳垂及颜面），皮肤冰冷，若经按摩或加温发绀可消失

续表

发绀	临床特点
高铁血红蛋白血症	急骤出现、暂时性、病情严重,若静脉注射亚甲蓝溶液或大量维生素 C,发绀可消退
硫化血红蛋白血症	持续时间长,硫化血红蛋白在体内、外均不能恢复,红细胞寿命正常;血液呈蓝褐色,分光镜检查可证明硫化血红蛋白的存在

17. 心源性水肿与肾源性水肿的鉴别(表 2-11)

表 2-11　心源性水肿与肾源性水肿的鉴别

鉴别点	心源性水肿	肾源性水肿
开始部位	从足部开始,向上延及全身和眼睑	从眼睑、颜面开始延及全身
发展快慢	发展较缓慢	发展常迅速
水肿性质	比较坚实,移动性较小	软而移动性大
伴随病症	伴有心功能不全病症,如心脏增大、心脏杂音、肝大、静脉压升高等	伴有其他肾病病症,如高血压、蛋白尿、血尿、管型尿、眼底改变等

18. 黄疸的分类及临床表现(表 2-12)

表 2-12　黄疸的分类及临床表现

疾病	临床表现
溶血性黄疸	一般为轻度黄疸,呈柠檬色,伴有不同程度的贫血。急性溶血可有寒战、发热、腰痛及酱油色尿液
肝细胞性黄疸	呈浅黄至深黄色不等的黄疸,伴有皮肤瘙痒。有恶心呕吐、食欲不振、厌油,疲乏无力,严重者出现腹水、出血倾向等
胆汁淤积性黄疸	黄疸呈暗黄色,甚至呈黄绿色,皮肤瘙痒明显。可有心悸,有上腹绞痛,尿液颜色深,尿液泡沫也呈黄色,粪便颜色变浅,甚至呈白陶土色
先天性非溶血性黄疸	自幼发病,有些有家族性,症状多较轻,可伴有乏力、消化不良、肝区不适。劳累、情绪、饮酒等加重。少数有肝大,无贫血

19. 呕血与黑便的相关护理诊断 / 问题

(1) 组织灌注量改变　与上消化道出血所致血容量不足有关。

(2) 活动无耐力　与呕血与黑便所致贫血有关。

(3) 有皮肤完整性受损的危险　与排泄物对肛门周围皮肤刺激有关。

(4) 焦虑　与大量呕血与黑便有关。

(5) 潜在并发症:休克。

20. 便血的护理评估要点

(1) 相关病史:有无与便血相关的疾病病史或某些可致黑色便的食物、药物摄入史。

(2) 确定是否为便血：排除：①因食用过多肉类、猪肝、动物血所致黑便,此类黑便隐血试验阳性,但进素食后转为阴性。②服用铋剂、炭粉或中药液所致黑便,此类黑便一般外观灰黑色无光泽,隐血试验阴性。

(3) 便血方式：注意便血是出现在排便前、排便后；血液滴下、喷出,还是与粪便混在一起。便血方式与病变部位、出血速度及量等密切相关。

(4) 估计出血量：便血的次数、量、颜色可作为估计失血量的参考,但因受粪便量的影响,应结合全身反应才能准确估计。

(5) 便血对人体功能性健康型态的影响：主要为有无焦虑、恐惧等压力与压力应对型态的改变。

21. 腹泻的临床特点（表 2-13）

表 2-13　腹泻的临床特点

类型	临床特点
分泌性腹泻	多为水样便,排便量每天大于 1000ml,粪便无脓血及黏液,与进食无关,伴或不伴有腹痛
渗出性腹泻	粪便量明显少于分泌性腹泻,可有脓血或黏液,多伴有腹痛及发热
渗透性腹泻	粪便常有不消化食物、泡沫及恶臭,多不伴腹痛,禁食后腹泻可在 24~48 小时后缓解
动力性腹泻	多不伴有腹痛,粪便较稀,无脓血及黏液
吸收不良性腹泻	粪便内含有大量脂肪及泡沫,量多而臭

22. 少尿、无尿的评估要点

(1) 确定是否存在少尿、无尿：通过 24 小时的尿量测定即可明确。如 24 小时尿量少于 400ml,或每小时尿量小于 17ml 称为少尿。如 24 小时尿量少于 100ml,或 12 小时完全无尿,称为无尿或尿闭。

(2) 相关健康史或诱因：有无与少尿、无尿相关的健康史,如休克、重度脱水、肾病综合征、肝肾综合征、心力衰竭、肾实质病变所致肾小球和肾小管功能损害及尿路梗阻等诱发因素。

(3) 少尿、无尿对病人的影响：主要为电解质紊乱、紧张、焦虑等。

23. 多尿的评估要点

(1) 判断是否存在多尿：记录 24 小时尿量,超过 2500ml 者称为多尿。

(2) 相关健康史及诱因：有无与多尿相关的健康史,如糖尿病、尿崩症、急性肾衰竭的多尿期及精神性多尿等诱发因素。

(3) 多尿对病人的影响：有无脱水、电解质紊乱；有无对睡眠的影响。

24. 血尿的评估要点

(1) 确定是否存在血尿：如尿呈暗红色或酱油色,不浑浊无沉淀,镜检无或仅有少量红细胞,为血红蛋白尿；服用某些药物,如大黄、利福平,或进食某些红色蔬菜也可排红色尿,但镜检无红细胞。

（2）相关健康史及诱因：有无与血尿相关的健康史或肾病、泌尿系统感染或结石、结核及使用泌尿器操作、外伤史以及有关药物治疗史等诱发因素。

（3）血尿对病人的影响：主要为有无焦虑、恐惧等。

25. 尿频、尿急、尿痛的评估要点

（1）排尿特点：排尿次数、尿量，是否伴随尿急、尿痛等症状。

（2）相关健康史和诱因：有否与尿频、尿急、尿痛相关的健康史或精神紧张、中枢神经系统受损等诱发因素。

（3）尿频、尿急和尿痛对病人的影响：有无焦虑、有无睡眠型态的改变。

26. 尿失禁的临床表现

（1）压力性尿失禁：表现为咳嗽、喷嚏、大笑、跑跳、举重物或姿势改变（如坐位改为站立位）等腹压增加时不自主漏尿。

（2）反射性尿失禁：在感觉不到尿意的情况下，突然不自主地间歇性排尿，排尿前可出现出汗、颜面潮红或恶心等交感反应。

（3）急迫性尿失禁：尿意紧急，多来不及如厕即有尿液不自主流出，常伴尿频和尿急。

（4）功能性尿失禁：虽然感到膀胱充盈，但由于运动、认知障碍、药物作用、环境因素等不能及时排尿而引起不自主排尿，每次尿量较大。

（5）溢出性尿失禁：尿失禁的量可以很小，但常持续滴漏，致使漏出的总量较大。体格检查常有膀胱充盈，排尿后膀胱残余尿量增加。病人多伴有排尿困难甚至尿潴留的表现。

27. 尿失禁的相关护理诊断／问题

（1）压力性尿失禁　与尿道括约肌张力减低，骨盆底部肌肉和韧带松弛有关。

（2）反射性尿失禁　与骶髓排尿中枢以上的脊髓完全损伤有关。

（3）急迫性尿失禁　与中枢神经系统或膀胱局部病变致膀胱收缩不受控制有关。

（4）功能性尿失禁　与躯体或认知功能障碍不能及时如厕有关。

（5）溢出性尿失禁　与膀胱出口梗阻或逼尿肌失去正常张力致尿潴留有关。

（6）舒适度减弱　与尿液无法正常排出有关。

（7）情境性低自尊／有情境性低自尊的危险　与不能自主控制尿液排出有关。

（8）焦虑　与尿失禁有关。

（9）皮肤完整性受损／有皮肤完整性受损的危险　与尿液浸湿并刺激皮肤有关。

28. 抽搐与惊厥的临床表现。

（1）全身性抽搐：以全身骨骼肌痉挛为主要表现，典型者为癫痫大发作（癫痫）。病人突然意识模糊或丧失，全身肌肉强直，继而四肢阵挛性抽搐，呼吸不规则，大小便失禁、发绀。发作持续1~2分钟，可反复发作甚至呈持续状态。发作时可有瞳孔散大、对光反射迟钝或消失、病理反射阳性等。发作停止不久，病人意识恢复，醒后有头痛、全身乏力、酸痛等症状。

（2）局限性抽搐：以身体某一局部肌肉收缩为主要表现，多见于口角、眼睑、手足。低钙血症所致手足抽搐发作时，腕及手掌指关节屈曲，指间关节伸直，拇指内收，呈"助产士手"；踝关节伸直，足趾下屈，足弓呈弓状，似"芭蕾舞足"。

（3）惊厥发作可致跌伤、舌咬伤、排便与排尿失禁及肌肉酸痛；短期频繁发作可致高热；

伴有意识障碍者可因呼吸道分泌物、呕吐物吸入或舌后坠堵塞呼吸道引起窒息。惊厥发作后病人可因发作失态而致困窘、难堪等;病人健康的不稳定性及照顾情景的不可预测性可致病人亲属应对能力失调。

29. 抽搐与惊厥的评估要点。

(1) 发作特点:发作严重程度、频率、持续和间隔的时间,发作时的意识状态,有无跌伤、舌咬伤等发作意外。有无血压增高、脑膜刺激征、剧烈头痛等提示危重急症的伴随症状。

(2) 相关健康史与诱因:有无与抽搐和惊厥相关的健康史或精神刺激、高热等诱发因素。

(3) 抽搐、惊厥对病人的影响:有无跌伤、咬伤等发作意外;有无排便、排尿失禁等;持续发作者注意意外高热;是否给个人或家庭带来压力的改变。

30. 抽搐与惊厥的相关护理诊断 / 问题。

(1) 有受伤的危险　与抽搐、惊厥发作所致强短暂意识丧失有关。

(2) 潜在并发症:窒息　与抽搐、惊厥伴意识障碍所致呼吸道分泌物误吸有关;与抽搐、惊厥发作所致舌后坠堵塞呼吸道有关。

(3) 功能性尿失禁 / 排便失禁　与抽搐、惊厥发作所致短暂意识丧失有关。

(4) 照顾者角色紧张　与病人健康的不稳定性及照顾情景的不可预测性有关。

31. 如何区分嗜睡、昏睡和昏迷。

(1) 嗜睡:程度最轻的意识障碍。病人处于持续睡眠状态,可被唤醒,醒后能正确回答问题和作出各种反应,刺激停止后很快又入睡。

(2) 昏睡:接近人事不省的意识状态。病人处于熟睡状态,不易唤醒,虽在强烈刺激下(如压迫眶上神经、摇动病人身体等)可被唤醒,但很快又入睡,醒时答话含糊或答非所问。

(3) 昏迷:最严重的意识障碍,表现为意识持续的中断或完全丧失,任何刺激均不可唤醒。

32. 昏迷的程度与临床特点(表 2-14)

表 2-14　昏迷的程度与临床特点

程度	临床特点
轻度昏迷	意识大部分丧失,无自主运动,对声、光刺激无反应,对疼痛刺激尚可出现疼痛的表情或肢体退缩等防御反应。角膜反射、瞳孔对光反射、眼球运动、吞咽反射等可存在
中度昏迷	对周围事物及各种刺激均无反应,对剧烈刺激可出现防御反射,角膜反射减弱、瞳孔对光反射迟钝,眼球无运动
深度昏迷	全身肌肉松弛、对各种刺激全无反应,深、浅反射均消失

33. 意识模糊和谵妄的区别

(1) 意识模糊:病人能保持简单的精神活动,但时间、地点、人物等定向能力发生障碍。

(2) 谵妄:一种以兴奋性增高为主的高级神经中枢急性功能失调状态。表现为定向力丧失、幻觉、错觉、躁动不安、言语杂乱等。部分病人可康复,部分可发展为昏迷。

34. 意识障碍的评估要点

(1) 意识障碍程度:可通过与病人交谈,了解其思维、反应、情感活动、定向力等,必要时做痛觉试验、角膜反射、瞳孔对光反射等,判断意识障碍程度。

（2）相关健康史与诱因：有无与意识障碍相关的健康史或诱发因素。

（3）意识障碍对病人的影响：有无口腔炎、角膜炎、结膜炎、角膜溃疡、压疮等改变；有无肌肉萎缩、关节僵硬、肢体畸形；有无排便、排尿失禁；有无亲属无能力照顾病人的情况。

35. 意识障碍的相关护理诊断／问题。

（1）急性意识障碍　与脑出血有关；与肝性脑病有关等。

（2）清理呼吸道无效　与意识障碍所致咳嗽、吞咽反射减弱或消失有关。

（3）口腔黏膜受损　与意识障碍丧失自理能力及唾液分泌减少有关。

（4）功能性尿失禁　与意识障碍所致排尿失控有关。

（5）排便失禁　与意识障碍所致排便失控有关。

（6）有受伤害的危险　与意识障碍所致躁动不安有关。

（7）营养失调：低于机体需要量　与意识障碍不能正常进食有关。

（8）有皮肤完整性受损的危险　与意识障碍所致自主运动消失有关；与意识障碍所致排便、排尿失禁有关。

（9）有感染的危险　与意识障碍所致咳嗽、吞咽反射减弱或消失有关。

（10）照顾者角色紧张　与照顾者负荷过重有关。

（刘士生　沈建箴　杨　颖）

第三章 身体评估

第一节 身体评估的基本方法

一、学习目标与考纲精要

(一)学习目标

掌握身体评估(视诊、触诊、叩诊、听诊)的基本方法及其注意事项。

(二)考纲精要

1. 身体评估的注意事项。

2. 视诊的方法。

3. 触诊方法及其注意事项。

4. 叩诊方法、各种叩诊音的意义及叩诊的注意事项。

5. 听诊方法及其注意事项。

6. 临床常见的气味及其临床意义。

二、自测训练题

(一)选择题

【A1 型题】

1. 身体评估中必需的器械**不包括**

A. 棉签　　　　　　　B. 听诊器　　　　　　　C. 血压计

D. 压舌板　　　　　　E. 近视力表

2. 身体评估中应注意的事项**不恰当的是**

A. 按序进行评估　　　　　　　　　　B. 注意保护病人隐私

C. 仪表大方、态度端庄　　　　　　　D. 对危重病人也应系统评估

E. 尽可能减少翻动病人的次数

3. 有关叩诊注意事项,**错误**的是

A. 应充分暴露评估部位　　　　　　　B. 以左手指紧贴叩诊部位

C. 叩击方向与叩诊部位垂直　　　　　D. 评估部位的肌肉应充分放松

E. 叩诊时应以腕关节与掌指关节的力量叩诊

4. 生理情况下**不出现**的是

A. 鼓音　　　B. 清音　　　C. 实音　　　D. 浊音　　　E. 过清音

5. 双手触诊法用以评估

A. 有无触痛　　　　　B. 有无腹水　　　　　C. 有无阑尾炎

D. 有无肠梗阻　　　　E. 肾是否肿大

6. 触诊腹水病人的腹腔内有无肿物,最好采用

A. 滑动触诊法　　　B. 双手触诊法　　　C. 深压触诊法

D. 冲击触诊法　　　E. 浅部触诊法

7. 触诊腹肌有无抵抗感,首选触诊方法为

A. 滑动触诊法　　　B. 双手触诊法　　　C. 深压触诊法

D. 冲击触诊法　　　E. 浅部触诊法

8. 评估胆囊压痛点的方法为

A. 滑动触诊法　　　B. 双手触诊法　　　C. 深压触诊法

D. 冲击触诊法　　　E. 浅部触诊法

9. 关于触诊的描述,正确的是

A. 仅适用于腹部

B. 以手掌和手背皮肤最为敏感

C. 多用指腹和掌指关节部掌面的皮肤

D. 使用范围很广,可遍及全身各部,尤以胸部最重要

E. 作下腹部触诊时,不需要病人排空大小便

10. 关于浅部触诊法,**不正确**的是

A. 一般不引起病人痛苦

B. 不至于引起病人紧张

C. 有利于评估腹部有无反跳痛

D. 适于体表浅在病变、关节、软组织、阴囊和精索

E. 利用掌指关节和腕关节的协同动作进行滑动触摸

11. 叩击被少量含气组织覆盖的实质脏器时产生

A. 鼓音　　　B. 清音　　　C. 实音　　　D. 浊音　　　E. 过清音

12. 叩击左下胸的胃泡区及腹部时产生

A. 鼓音　　　B. 清音　　　C. 实音　　　D. 浊音　　　E. 过清音

13. 关于叩诊方法,**错误**的是

A. 叩诊腹部时常取仰卧位

B. 叩诊胸部时常取坐位或卧位

C. 中等量腹水时,叩诊最好取坐位

D. 因叩诊的部位不同,病人需采取适宜的体位

E. 如腹水量很少或确定是否存在时,可嘱病人取胸膝位

14. 关于听诊方法,正确的是

A. 听诊器膜型胸件适用于听取低调声音

B. 听诊器钟型胸件适用于听取高调声音

C. 直接听诊法因不需要听诊器可广泛使用

D. 听诊器的使用是诊断腹部病变的最重要手段

E. 间接听诊法可对器官运动的声音起到放大作用

15. 特殊的狐臭味见于

A. 腋臭　　　B. 多汗者　　　C. 风湿热

D. 幽门梗阻病人　　　　　E. 长期服用水杨酸的病人

16. 呼吸有刺激性蒜味最常见于

A. 一氧化碳中毒　　　　　　　　B. 有机磷农药中毒

C. 肝性脑病　　　　　　　　　　D. 糖尿病酮症酸中毒

E. 尿毒症

【X 型题】

17. 身体评估的基本方法包括

A. 视诊　　　　　B. 触诊　　　　　C. 叩诊

D. 听诊　　　　　E. 嗅诊

18. 浅部触诊适用于评估

A. 胰腺　　　　　　　　　　　　B. 阴囊和精索

C. 腹腔深部包块　　　　　　　　D. 关节、软组织病变

E. 腹部有无压痛、抵抗感

19. 深压触诊法用于

A. 触诊肝脾　　　　　　　　　　B. 评估反跳痛

C. 评估胃肠病变　　　　　　　　D. 确定腹腔压痛点

E. 探测腹腔深在病变的位置

20. 有关冲击触诊法,正确的是

A. 又称浮沉触诊法　　　　　　　B. 用于评估反跳痛

C. 操作时避免用力过猛　　　　　D. 用于评估大量腹水

E. 用于评估大量腹水时肝脾难以触及者

21. 有关叩诊音正常分布区,**错误**的是

A. 实音:实质脏器　　　　　　　B. 过清音:正常肺

C. 鼓音:胃泡区和腹部　　　　　D. 清音:生理情况不出现

E. 浊音:心、肝被肺缘覆盖的部位

22. 关于鼓音的描述,正确的是

A. 比清音响,音调高　　　　　　B. 病理状态下见于肺气肿

C. 病理状态下见于肺内空腔　　　D. 正常见于左下胸胃泡区和肺尖部

E. 叩击含大量气体的空腔器官时出现

23. 听诊时的注意事项包括

A. 环境要安静、温暖、避风　　　B. 避免产生附加音

C. 注意力集中,排除干扰　　　　D. 胸件要紧贴于被评估的部位

E. 听诊前要注意耳件方向是否正确

24. 有关病变性质与叩诊音的关系,正确的是

A. 气胸、气腹、肺空洞叩诊鼓音

B. 肺气肿叩诊过清音

C. 肺有浸润、炎症时叩诊浊音

D. 肺不张、胸膜一般增厚时叩诊清音

E. 肺实变、胸腔大量积液、实质性肿块叩诊浊音

25. 恶臭味痰液常见于

A. 肺癌　　　　　　　B. 肺结核　　　　　　C. 肺脓肿

D. 支气管扩张　　　　E. 大叶性肺炎

26. 关于浊音的描述,正确的是

A. 见于肺炎　　　　　　　　　　　B. 见于肺实变

C. 见于大量胸腔积液　　　　　　　D. 是一种非乐性叩诊音

E. 叩击心或肝被肺的边缘所覆盖的部分时产生

(二) 名词解释

1. 视诊

2. 触诊

3. 叩诊

4. 听诊

(三) 填空题

1. 健康评估的基本方法包括_____、_____、_____以及_____、_____、超声波等特殊检查。

2. 身体评估的基本方法有_____、_____、_____、_____和_____。

3. 视诊最好在_____光线下进行,_____来的光线对观察_____或_____的轮廓很有帮助。

4. 触诊时手的不同部位对触觉的敏感度不同,其中以_____和_____最为敏感,多用这两个部位。

5. 浅部触诊一般不引起病人痛苦及肌肉紧张,因此更有利于评估腹部有无_____、_____、_____、_____和某些肿大脏器等。

6. 深部触诊适用于察觉_____和_____,根据评估目的和手法的不同又可分为_____触诊法、_____触诊法、_____触诊法及_____触诊法。

7. 直接叩诊法适用于胸部或腹部面积较_____的病变,如大量_____或_____等。

8. 根据音响的强弱、频率等的不同将正常和病理性叩诊音分为_____、_____、_____、_____和_____五种。

(四) 问答题

1. 简述触诊的注意事项。

2. 简述叩诊的注意事项。

3. 简述听诊的注意事项。

三、参考答案

(一) 选择题

1. E　　2. D　　3. B　　4. E　　5. E

6. D　　7. E　　8. C　　9. C　　10. C

11. D　　12. A　　13. E　　14. E　　15. A

16. B　　17. ABCDE　　18. BDE　　19. BDE　　20. ACE

21. BD   22. ACE   23. ABCDE   24. ABC   25. CD
26. ADE

(二) 名词解释

1. 视诊　是以视觉来观察病人全身或局部表现的诊断方法。

2. 触诊　是应用触觉来判断某一器官特征的一种诊断方法。

3. 叩诊　是用手指叩击身体某部表面,使之震动而产生音响,经传导至其下的组织器官,然后反射回来,被护士的触觉和听觉所接收,根据震动和音响的特点可判断被评估部位的脏器有无异常的一种方法。

4. 听诊　根据病人身体各部分发出的声音判断正常与否的一种诊断方法。

(三) 填空题

1. 问诊,身体评估,实验室检查,心电图,X线

2. 视诊,触诊,叩诊,听诊,嗅诊

3. 自然,侧面,搏动,肿物

4. 指腹,掌指关节的掌面

5. 压痛,抵抗感,搏动,包块

6. 腹腔病变,脏器情况,深部滑行,双手,深压,冲击

7. 广泛,胸水,腹水

8. 清音,鼓音,过清音,浊音,实音

(四) 问答题

1. 触诊的注意事项

(1) 触诊前应向病人讲清评估目的和怎样配合,评估时手要温暖轻柔,避免引起病人的精神和肌肉紧张,致使不能很好地配合而影响评估效果。

(2) 触诊时护士与病人都应采取适宜的位置才能获得满意的效果。一般护士应站在病人的右侧,面向病人,以便随时观察病人的面部表情;病人取仰卧位,双手自然置于体侧,双腿稍屈,腹肌尽可能放松,如评估肝、脾、肾也可嘱病人取侧卧位。

(3) 作下腹部触诊时,可根据需要嘱病人排除大小便,以免将充盈的膀胱误认为腹腔包块,影响诊断。

(4) 触诊时要手脑并用,结合病变的解剖部位和毗邻关系,边触边思考,反复揣酌,以判断病变的性质和来源。

2. 叩诊的注意事项

(1) 环境应安静,以免影响叩诊音的判断。叩诊时应嘱病人充分暴露被检部位,肌肉放松。

(2) 叩诊时应注意对称部位的比较与鉴别。

(3) 叩诊时不仅要注意叩诊音响的变化,还要注意不同病灶的震动感差异,两者应相互配合。

(4) 叩击动作要灵活、短促、富有弹性。叩击后右手应立即抬起,以免影响音响的振幅与频率。一个部位每次只需连续叩击 2~3 下,如未能获得明确印象,可再连续叩击 2~3 下。

(5) 叩击力量要均匀适中,使产生的声响一致,才能正确判断叩诊音的变化。叩击力量的轻重应视不同的评估部位、病变组织的性质、范围大小或位置深浅等具体情况而定。

3. 听诊的注意事项

(1) 听诊时环境要安静、温暖、避风。寒冷可引起病人肌束颤动,出现附加音,影响听诊效果。

(2) 评估时应根据病情嘱病人采取适当的体位,对衰弱不能起床的病人,为减少病人翻身的痛苦,以使用膜型听诊器为佳。

(3) 听诊前应注意耳件方向是否正确,管腔是否通畅;体件要紧贴于被评估的部位,避免与皮肤摩擦而产生附加音。

(4) 听诊时注意力要集中,听诊心脏时要摒除呼吸音的干扰,听诊肺部时也要排除心音的干扰。

第二节 一般状态评估

一、学习目标与考纲精要

(一) 学习目标

1. 掌握生命征、发育与体型、营养状态、面容、体位的评估方法及意义。
2. 熟悉意识障碍的评估方法、常见异常步态的意义。

(二) 考纲精要

1. 成人发育正常的指标、成人体型的分型。
2. 营养状态的等级、营养状态异常的判定。
3. 常见异常面容的特点及临床意义。
4. 常见体位的特点及临床意义。
5. 常见异常步态的特点及临床意义。

二、自测训练题

(一) 选择题

【A1 型题】

1. 与判断发育无关的是

A. 身高   B. 体重   C. 第二性征

D. 营养   E. 智力

2. 判断营养状态最简便而迅速的方法是观察

A. 毛发分布   B. 肌肉发育   C. 皮肤弹性

D. 皮肤色泽   E. 皮下脂肪

3. 判断皮下脂肪充实程度最方便、最适宜的部位是

A. 手背   B. 踝部   C. 胫前

D. 前臂屈侧   E. 上臂屈侧

4. 不属于意识障碍的是

A. 嗜睡   B. 意识模糊   C. 昏睡

D. 昏迷   E. 失语

5. 面色苍白,唇舌色淡,表情疲惫为

　A. 慢性病容　　　　　B. 贫血面容　　　　　C. 肝病面容

　D. 肾病面容　　　　　E. 黏液性水肿面容

6. 面色苍黄、颜面水肿、睑厚面宽、目光呆滞、反应迟缓、毛发稀疏为

　A. 慢性病容　　　　　B. 贫血面容　　　　　C. 肝病面容

　D. 肾病面容　　　　　E. 黏液性水肿面容

7. 强迫仰卧位见于

　A. 脊柱疾病　　　　　B. 急性腹膜炎　　　　C. 胸膜炎

　D. 心肺功能不全　　　E. 心绞痛

8. 强迫端坐位见于

　A. 脊柱疾病　　　　　B. 急性腹膜炎　　　　C. 胸膜炎

　D. 心肺功能不全　　　E. 心绞痛

9. 强迫侧卧位见于

　A. 脊柱疾病　　　　　B. 急性腹膜炎　　　　C. 胸膜炎

　D. 心肺功能不全　　　E. 心绞痛

10. 蹒跚步态见于

　A. 震颤麻痹　　　　　B. 脊髓疾病　　　　　C. 小脑疾病

　D. 佝偻病　　　　　　E. 巴比妥类中毒

11. 共济失调步态见于

　A. 脊髓疾病　　　　　B. 震颤麻痹　　　　　C. 小脑疾病

　D. 佝偻病　　　　　　E. 大骨节病

12. 慌张步态见于

　A. 脊髓疾病　　　　　B. 震颤麻痹　　　　　C. 小脑疾病

　D. 佝偻病　　　　　　E. 巴比妥类中毒

13. 醉酒步态见于

　A. 脊髓疾病　　　　　B. 震颤麻痹　　　　　C. 小脑疾病

　D. 佝偻病　　　　　　E. 脑性瘫痪

【A2 型题】

14. 女性,56 岁,畏寒、水肿、便秘、嗜睡、行动迟缓 1 年。颜面水肿,睑厚面宽,毛发稀疏,目光呆滞,反应迟钝,其诊断可能为

　A. 慢性肾炎　　　　　B. 甲状腺功能减退症　C. 贫血

　D. 结核病　　　　　　E. 营养不良

15. 男性,26 岁,左侧胸痛 2 天,深呼吸加重。病人采取左侧卧位时,胸痛可减轻,其诊断可能为

　A. 肺梗死　　　　　　B. 胸膜炎　　　　　　C. 肺炎

　D. 胸壁炎症　　　　　E. 肺结核

16. 男性,52 岁,无烟酒嗜好。行走时躯干重心不稳,步态紊乱 10 余天,其可能的诊断为

　A. 震颤麻痹　　　　　B. 小脑疾病　　　　　C. 脊髓病变

　D. 脑血管病　　　　　E. 脑炎

17. 男性,33 岁,心悸、胸闷,活动后加重 7 年。面色晦暗、双颊紫红,口唇发绀,可能的诊断是

    A. 二尖瓣狭窄   B. 主动脉瓣关闭不全

    C. 肺结核   D. 甲状腺功能亢进症

    E. 先天性心脏病

【B1 型题】

(18~19 题共用备选答案)

    A. 巨人症   B. 呆小症   C. "阉人"征

    D. 垂体性侏儒症   E. 佝偻病

18. 发育成熟前,发生甲状腺功能减退可导致

19. 发育成熟前,出现垂体前叶功能亢进可导致

(20~21 题共用备选答案)

    A. 肝病面容   B. 肾病面容

    C. 甲状腺功能亢进面容   D. 黏液性水肿面容

    E. 二尖瓣面容

20. 面色晦暗,双颊紫红,口唇轻度发绀的面容为

21. 面色苍黄,颜面水肿,睑厚面宽,目光呆滞的面容为

(22~23 题共用备选答案)

    A. 急性腹膜炎   B. 脊柱疾病   C. 心肺功能不全

    D. 心绞痛   E. 胆石症

22. 辗转体位常见于

23. 强迫停立位常见于

(24~25 题共用备选答案)

    A. 强迫俯卧位   B. 强迫坐位   C. 强迫患侧卧位

    D. 强迫蹲位   E. 辗转体位

24. 一侧胸膜炎病人常采取的体位是

25. 脊柱疾病病人常采取的体位是

(26~27 题共用备选答案)

    A. 蹒跚步态   B. 共济失调步态   C. 慌张步态

    D. 醉酒步态   E. 跨阈步态

26. 腓总神经麻痹病人常出现的步态是

27. 震颤麻痹病人常出现的步态是

【X 型题】

28. 能反映年龄大小的指标是

    A. 皮肤的弹性   B. 血压高低

    C. 毛发的光泽   D. 毛发的颜色

    E. 面、颈部皮肤的皱纹

29. 能影响性征的疾病有

    A. 肾上腺皮质肿瘤   B. 长期使用肾上腺皮质激素

C. 高血压   D. 血友病

E. 某些支气管肺癌

30. 在发育成熟前患病,能引起体格矮小的疾病是

A. 垂体前叶功能亢进   B. 垂体前叶功能减退

C. 甲状腺功能亢进症   D. 甲状腺功能减退症

E. 佝偻病

31. 成人发育正常的指标包括

A. 胸围为身高的 1/2   B. 坐高等于身高的 1/2

C. 坐高等于下肢的长度   D. 头的长度为身高的 1/8~1/7

E. 双臂的长度等于身高

(二) 名词解释

1. 生命征
2. 肥胖
3. 强迫体位
4. 体型

(三) 填空题

1. 成人体型可分为 _____、_____、_____。

2. 消瘦是指体重减轻至低于正常的 _____;肥胖是指体重超过标准体重的 _____。

3. 意识障碍的程度可分为 _____、_____、_____、_____。

4. 简便而迅速判断营养状态的方法是观察 _____,最方便和最适宜的部位是 _____、_____。

5. 引起营养不良的常见原因有 _____、_____、_____。

6. 辗转体位常见于 _____、_____、_____。

(四) 问答题

1. 常见异常面容的特点及临床意义。
2. 常见强迫体位的特点及临床意义。
3. 常见异常步态的特点及临床意义。

三、参考答案

(一) 选择题

1. D	2. E	3. D	4. E	5. B
6. E	7. B	8. D	9. C	10. D
11. A	12. B	13. C	14. B	15. B
16. B	17. A	18. B	19. A	20. E
21. D	22. E	23. D	24. C	25. A
26. E	27. C	28. ADE	29. ABE	30. BD
31. ACD				

(二) 名词解释

1. 生命征 评价生命活动存在与否及其质量的指标,包括体温、脉搏、呼吸和血压。

2. 肥胖 体内中性脂肪积聚过多,体重增加超过标准体重的20%以上者。

3. 强迫体位 病人为减轻痛苦,被迫采取某种特殊的体位。

4. 体型 身体各部发育的外观表现,包括骨骼、肌肉的生长与脂肪分布的状态等。

(三)填空题

1. 无力型,正力型,超力型

2. 10%,20% 以上

3. 嗜睡,意识模糊,谵妄,昏睡,昏迷

4. 皮下脂肪充实的程度,前臂屈侧,上臂背侧下 1/3 处

5. 摄食障碍,消化吸收障碍,消耗过多

6. 胆石症,胆道蛔虫,肾绞痛

(四)问答题

1. 常见异常面容的特点及临床意义(表3-1)

表 3-1 异常面容的特点及临床意义

面容	特点	临床意义
急性病容	面色潮红,兴奋不安,鼻翼扇动,口唇疱疹,表情痛苦	急性感染性疾病,如肺炎球菌性肺炎、疟疾、流行性脑脊髓膜炎
慢性病容	面容憔悴,面色晦暗或苍白无华,目光暗淡	慢性消耗性疾病,如恶性肿瘤、肝硬化、严重结核病等
贫血面容	面色苍白,唇舌色淡,表情疲惫	各种原因所致的贫血
肝病面容	面色晦暗,额部、鼻背、双颊有褐色色素沉着	慢性肝脏疾病
肾病面容	面色苍白,眼睑、颜面水肿,舌色淡,舌缘有齿痕	慢性肾脏疾病
甲亢面容	面容惊愕,眼裂增宽,眼球凸出,目光炯炯,兴奋不安,烦躁易怒	甲状腺功能亢进症
黏液性水肿面容	面色苍黄,颜面水肿,睑厚面宽,目光呆滞,反应迟钝,眉毛、头发稀疏,舌色淡肥大	甲状腺功能减退症
二尖瓣面容	面色晦暗,双颊紫红、口唇轻度发绀	风湿性心瓣膜病(二尖瓣狭窄)
肢端肥大症面容	头颅增大,面部变长,下颌增大、向前突出眉弓及两颧隆起,唇舌肥厚,耳鼻增大	肢端肥大症
伤寒面容	表情淡漠,反应迟钝呈无欲状态	肠伤寒、脑脊髓膜炎、脑炎等高热衰竭病人
苦笑面容	牙关紧闭,面肌痉挛,呈苦笑状	破伤风
满月面容	面圆如满月,皮肤发红,常伴痤疮和胡须生长	皮质醇增多症及长期应用糖皮质激素者
面具面容	面部呆板无表情,似面具样	震颤麻痹、脑炎等

2. 常见强迫体位的特点及临床意义（表3-2）

表3-2 常见强迫体位的特点及临床意义

体位	特点	临床意义
强迫仰卧位	仰卧,双腿蜷曲,借以减轻腹部肌肉的紧张程度	急性腹膜炎等
强迫俯卧位	俯卧位可减轻脊背肌肉的紧张程度	脊柱疾病
强迫侧卧位	有胸膜疾病的病人多采用患侧卧位,可限制患侧胸廓活动而减轻疼痛,并有利于健侧代偿呼吸	一侧胸膜炎和大量胸腔积液
强迫坐位	坐于床沿上,双下肢下垂,以两手置于膝盖或扶持床边。以便于辅助呼吸肌参与呼吸运动,加大膈肌活动度,增加肺通气量,并减少回心血量和减轻心脏负担	心、肺功能不全
强迫蹲位	在活动过程中,因呼吸困难和心悸而停止活动,并采用蹲踞位或胸膝位以缓解症状	先天性发绀型心脏病
强迫停立位	在行走时心前区疼痛突然发作,病人常被迫立刻站住,并以右手按抚心前部位,待症状稍缓解后,才继续行走	心绞痛
辗转体位	辗转反侧,坐卧不安	胆石症、胆道蛔虫、肾绞痛等
角弓反张位	颈及脊背肌肉强直,头向后仰,胸腹前凸,背过伸,躯干呈弓形	破伤风、小儿脑膜炎

3. 常见异常步态的特点及临床意义（表3-3）

表3-3 常见异常步态的特点及临床意义

步态	特点	临床意义
蹒跚步态	走路时身体左右摇摆似鸭行	佝偻病、大骨节病、进行性肌营养不良或先天性双侧髋关节脱位
醉酒步态	行走时躯干重心不稳,步态紊乱不准确如醉酒状	小脑疾病、酒精及巴比妥中毒
共济失调步态	起步时一脚高抬,骤然垂落,且双目向下注视,两脚间距很宽,以防身体倾斜,闭目时则不能保持平衡	脊髓痨
慌张步态	起步后小步急速趋行,身体前倾,有难以止步之势	震颤麻痹
跨阈步态	由于踝部肌腱、肌肉弛缓,患足下垂,行走时必须抬高下肢才能起步	腓总神经麻痹
剪刀步态	由于双下肢肌张力增高,尤以伸肌和内收肌张力增高明显,移步时下肢内收过度,两腿交叉呈剪刀状	脑性瘫痪与截瘫

第三节 皮肤和淋巴结评估

一、学习目标与考纲精要

(一) 学习目标

1. 掌握皮肤、淋巴结评估的内容及意义。
2. 熟悉淋巴结肿大的常见病因及特点。

(二) 考纲精要

1. 皮肤颜色改变的临床意义。
2. 常见皮疹的特点及临床意义。
3. 皮下出血的分类及常见病因。
4. 蜘蛛痣和肝掌的发生机制、特点及临床意义。
5. 水肿的分度。
6. 淋巴结肿大的常见病因及特点。

二、自测训练题

(一) 选择题

【A1 型题】

1. 皮肤持久性苍白见于
A. 一氧化碳中毒　　　　B. 休克　　　　　　　C. 阿托品中毒
D. 库欣综合征　　　　　E. 贫血

2. 皮肤持久性发红见于
A. 发热　　　　　　　　B. 阿托品中毒　　　　C. 一氧化碳中毒
D. 饮酒后　　　　　　　E. 真性红细胞增多症

3. 皮肤发黄多出现于手掌、足底部位,常见于
A. 肝脏病　　　　　　　　　　　　　　B. 溶血性疾病
C. 胆石症　　　　　　　　　　　　　　D. 服用米帕林
E. 过多食用富含胡萝卜素的果蔬

4. 引起皮肤黄染的原因**不包括**
A. 服用米帕林　　　　　B. 呋喃类　　　　　　C. 肝脏疾病
D. 阿托品中毒　　　　　E. 胆道阻塞

5. 黄疸早期出现的部位是
A. 结膜　　　　　　　　B. 耳廓　　　　　　　C. 软腭黏膜
D. 鼻尖　　　　　　　　E. 口唇

6. 皮肤色素沉着不见于
A. 库欣综合征　　　　　　　　　　　　B. 慢性肾上腺皮质功能减退症
C. 慢性肝病　　　　　　　　　　　　　D. 疟疾
E. 使用砷剂

7. 评估皮肤弹性的常用部位为

A. 颈部　　　　　　　B. 手背　　　　　　　C. 腹壁

D. 前臂背侧　　　　　E. 胫前

8. 皮肤弹性减退常见于

A. 黏液性水肿　　　　B. 维生素 A 缺乏　　　C. 脱水

D. 肥胖　　　　　　　E. 尿毒症

9. **不引起**出汗增多的是

A. 结核病　　　　　　B. 甲状腺功能亢进症　C. 风湿热

D. 布鲁菌病　　　　　E. 黏液性水肿

10. 局部皮肤发红,隆起皮面的皮疹为

A. 斑疹　　　　　　　B. 玫瑰疹　　　　　　C. 丘疹

D. 斑丘疹　　　　　　E. 荨麻疹

11. 局部皮肤发红隆起皮面,周围有发红底盘的皮疹为

A. 斑疹　　　　　　　B. 玫瑰疹　　　　　　C. 丘疹

D. 斑丘疹　　　　　　E. 荨麻疹

12. 皮下出血直径 3~5mm 为

A. 瘀点　　　　　　　B. 紫癜　　　　　　　C. 瘀斑

D. 血肿　　　　　　　E. 出血点

13. 关于蜘蛛痣,**不正确**的是

A. 多出现在上腔静脉分布区域　　　　　　B. 见于肝硬化

C. 与雌激素减少有关　　　　　　　　　　D. 正常人偶见

E. 见于慢性肝病

14. 蜘蛛痣**不常**出现的部位是

A. 面部　　　　　　　B. 颈部　　　　　　　C. 手背

D. 前胸　　　　　　　E. 腹部

15. 触诊发现膝关节附近圆形硬质小结、无压痛,可能为

A. 风湿小结　　　　　B. 猪绦虫囊蚴结节　　C. 结节性多动脉炎

D. Osler 小结　　　　E. 正常

16. 触诊肿大的浅表淋巴结应注意的内容**不包括**

A. 部位　　　　　　　B. 大小　　　　　　　C. 数量

D. 硬度　　　　　　　E. 病因

17. 符合淋巴结结核特点的是

A. 压痛　　　　　　　B. 多为单发　　　　　C. 多发,互相粘连

D. 柔软　　　　　　　E. 质坚硬

18. 符合急性非特异性淋巴结炎特点的是

A. 多发,可互相粘连　B. 压痛明显　　　　　C. 质坚硬

D. 多发、大小不等　　E. 与周围组织粘连

19. 左锁骨上窝触及一淋巴结,质坚硬,表面光滑,与周围组织粘连,无压痛,可能为

A. 淋巴结结核　　　　　　　　　　　　　　B. 淋巴结炎

C. 左肺癌淋巴结转移   D. 胃癌淋巴结转移

E. 左乳腺癌淋巴结转移

20. 引起全身浅表淋巴结肿大的原因**不常**见于

A. 白血病   B. 淋巴瘤

C. 传染性单核细胞增多症   D. 系统性红斑狼疮

E. 结核病

【A2 型题】

21. 女性,40 岁,全身皮肤色泽加深 1 年。全身色素沉着,以腋窝、乳头为著,口腔黏膜可见蓝黑色色素沉着斑片。其诊断可能为

A. 慢性肾上腺皮质功能减退症   B. 肾上腺皮质功能亢进症

C. 红斑狼疮   D. 真性红细胞增多症

E. 甲状腺功能减退症

22. 男性,62 岁,面色暗褐,额部、鼻背、双颊有色素沉着,颈部、胸部、手背等处可见数个蜘蛛痣,最可能患的疾病是

A. 慢性肝炎   B. 慢性肾上腺皮质功能减退症

C. 结核病   D. 红斑狼疮

E. 甲状腺功能减退症

23. 女性,23 岁,往健。食虾后出现皮肤严重瘙痒,可见躯干及四肢皮肤多处片状隆起皮肤表面的红色局限性水肿,可诊断为

A. 血肿   B. 丘疹   C. 斑疹

D. 荨麻疹   E. 玫瑰疹

24. 男性,56 岁,左锁骨上窝一淋巴结明显肿大,质硬,无压痛,与周围组织粘连,其诊断可能是

A. 乳腺癌转移   B. 肺癌转移   C. 胃癌转移

D. 淋巴结炎   E. 淋巴结结核

25. 患儿,5 岁,发热、鼻出血 5 天。面色苍白,全身浅表淋巴结多可触及,大小不等,无粘连,无压痛。其可能的诊断是

A. 急性淋巴结炎   B. 慢性淋巴结炎   C. 淋巴结结核

D. 淋巴瘤   E. 急性白血病

【B1 型题】

(26~27 题共用备选答案)

A. 皮肤持久性发红   B. 皮肤短暂性苍白   C. 皮肤发绀

D. 手掌、足底皮肤发黄   E. 角巩膜缘黄染

26. 心肺功能不全时可出现

27. 过多食用胡萝卜可出现

(28~29 题共用备选答案)

A. 多汗   B. 盗汗   C. 冷汗   D. 无汗   E. 少汗

28. 结核病可有

29. 休克可出现

（30~31题共用备选答案）

A. 斑疹   B. 玫瑰疹   C. 丘疹

D. 荨麻疹   E. 斑丘疹

30. 伤寒可有

31. 风湿性多形性红斑可有

（32~33题共用备选答案）

A. 淋巴结肿大柔软、压痛,表面光滑

B. 淋巴结肿大多发,质地稍硬,大小不等,互相粘连

C. 淋巴结肿大质地坚硬,与周围组织粘连,无压痛

D. 淋巴结肿大遍及全身,大小不等,无粘连

E. 淋巴结肿大质地稍硬,表面光滑

32. 恶性肿瘤淋巴结转移

33. 淋巴结结核

【X型题】

34. 皮肤苍白可见于

A. 休克   B. 库欣综合征   C. 贫血

D. 一氧化碳中毒   E. 惊恐

35. 皮肤持久性发红可见于

A. 阿托品中毒   B. 一氧化碳中毒   C. 真性红细胞增多症

D. 心肺功能不全   E. 库欣综合征

36. 全身皮肤色素沉着见于

A. 肝硬化   B. 妊娠   C. 系统性红斑狼疮

D. 使用砷剂   E. 使用抗肿瘤药物

37. 评估皮肤弹性的常用部位有

A. 手背   B. 胫前   C. 颈部   D. 面部   E. 上臂内侧

38. 多汗常见于

A. 佝偻病   B. 维生素 A 缺乏症

C. 甲状腺功能亢进症   D. 黏液性水肿

E. 结核病

39. 药物反应所致的皮疹有

A. 斑疹   B. 丘疹   C. 斑丘疹

D. 荨麻疹   E. 玫瑰疹

40. 有关蜘蛛痣,正确的是

A. 常见于慢性肝炎

B. 常见于肝硬化

C. 多出现于上腔静脉分布区域

D. 多出现于下腔静脉分布区域

E. 与雌激素减少有关

41. 有关淋巴结肿大,正确的是

A. 急性淋巴结炎柔软,压痛

B. 淋巴结结核单发,质地硬

C. 淋巴结结核多发,质地稍硬,大小不等,互相粘连

D. 恶性肿瘤淋巴结转移质地稍硬,压痛明显

E. 恶性肿瘤淋巴结转移质地坚硬,多无压痛

(二) 名词解释

1. 蜘蛛痣

2. 色素沉着

3. 肝掌

(三) 填空题

1. 皮肤持久性发红见于 _____ 、_____ 。

2. 常见皮疹有 _____ 、_____ 、_____ 、_____ 、_____ 。

3. 皮下出血根据其直径大小和伴随症状分为 _____ 、_____ 、_____ 、
_____ 。

4. 局限性淋巴结肿大的常见病因有 _____ 、_____ 、_____ 。

(四) 问答题

1. 临床常见皮疹的种类及其临床意义。

2. 局限性淋巴结肿大的常见病因及特点。

三、参考答案

(一) 选择题

1. E	2. E	3. E	4. D	5. C	6. A
7. B	8. C	9. E	10. C	11. D	12. B
13. C	14. E	15. A	16. E	17. C	18. B
19. D	20. E	21. A	22. A	23. D	24. C
25. E	26. C	27. D	28. B	29. C	30. D
31. A	32. C	33. B	34. ACE	35. CE	36. ADE
37. AE	38. ACE	39. BCD	40. ABC	41. ACE	

(二) 名词解释

1. 蜘蛛痣 皮肤小动脉末端分支性扩张所形成的血管痣,形似蜘蛛。

2. 色素沉着 是由于表皮基底层的黑色素增多所致的部分或全身皮肤色泽加深。

3. 肝掌 慢性肝病病人手掌大、小鱼际肌处常发红,加压后褪色。

(三) 填空题

1. 库欣综合征,真性红细胞增多症

2. 斑疹,玫瑰疹,丘疹,斑丘疹,荨麻疹

3. 瘀点,紫癜,瘀斑,血肿

4. 非特异性淋巴结炎,淋巴结结核,恶性肿瘤淋巴结转移

(四) 问答题

1. 临床常见皮疹的种类及其临床意义(表 3-4)

表 3-4　临床常见皮疹的种类及其临床意义

皮疹	特点	临床意义
斑疹	局部皮肤发红,而不隆起皮肤表面	斑疹伤寒、丹毒、风湿性多形性红斑
玫瑰疹	鲜红色圆形斑疹,直径 2~3mm,多出现于胸、腹部	伤寒或副伤寒的特征性皮疹
丘疹	除局部皮肤颜色改变外,并凸出于皮肤表面	麻疹、药物疹、湿疹
斑丘疹	在丘疹周围有皮肤发红的底盘	风疹、药物疹、猩红热等
荨麻疹	为稍隆起皮肤表面的苍白或粉红色、大小不等的局限性水肿,常伴瘙痒	药物或异种蛋白过敏

2. 局限性淋巴结肿大的常见病因及特点(表 3-5)

表 3-5　局限性淋巴结肿大的常见病因及特点

病因	特点
非特异性淋巴结炎	急性炎症初期肿大的淋巴结柔软、压痛、表面光滑、无粘连 慢性炎症时,淋巴结较硬,最终淋巴结缩小或消退
淋巴结结核	常发生于颈部血管周围,多发性,质地稍硬,大小不等,可相互粘连或与周围组织粘连,如发生干酪性坏死,则可触及波动感。晚期破溃后形成瘘管,愈合后可形成瘢痕
恶性肿瘤淋巴结转移	质地坚硬或有橡皮样感,表面可光滑或有突起,与周围组织粘连,不易推动,一般无压痛

第四节　头部和颈部评估

一、学习目标与考纲精要

(一) 学习目标
掌握头颈部评估的方法、内容及意义。

(二) 考纲精要
1. 常见的头颅大小异常或畸形及其临床意义。
2. 眼球突出及甲状腺功能亢进症的其他眼征的表现。
3. 眼球运动的评估方法、运动障碍的意义。
4. 瞳孔形状、大小的改变及意义。
5. 对光反射、调节及集合反射的评估方法及意义。
6. 鼻窦区压痛的评估方法。
7. 口唇颜色改变的意义。
8. 舌形态异常的意义。
9. 牙齿疾病的标明格式。
10. 扁桃体肿大的分度。

11. 颈部的外形与分区。

12. 颈静脉怒张、颈动脉异常搏动、颈静脉搏动的判断方法及临床意义。

13. 甲状腺的评估方法及内容、甲状腺肿大的分度、常见甲状腺肿大的原因及特点。

14. 气管的评估方法及其偏移的临床意义。

二、自测训练题

(一) 选择题

【A1 型题】

1. 小颅畸形见于

A. 先天性疾病　　　　B. 囟门早闭　　　　C. 佝偻病

D. 脑积水　　　　　　E. 先天性梅毒

2. 方颅可见于

A. 先天性疾病　　　　B. 囟门早闭　　　　C. 佝偻病

D. 脑积水　　　　　　E. 变形性骨炎

3. 巨颅可见于

A. 先天性疾病　　　　B. 囟门早闭　　　　C. 佝偻病

D. 脑积水　　　　　　E. 先天性梅毒

4. 单侧上睑下垂见于

A. 动眼神经麻痹　　　B. 面神经麻痹　　　C. 甲状腺功能亢进症

D. 先天性上睑下垂　　E. 重症肌无力

5. 单侧眼睑闭合障碍见于

A. 动眼神经麻痹　　　B. 面神经麻痹　　　C. 甲状腺功能亢进症

D. 先天性上睑下垂　　E. 重症肌无力

6. 结膜出现颗粒及滤泡见于

A. 结膜炎　　　　　　B. 沙眼　　　　　　C. 角膜炎

D. 睑腺炎　　　　　　E. 正常

7. 结膜出现大小不等散在的出血点可见于

A. 沙眼　　　　　　　　　　　　　　B. 结膜炎

C. 角膜炎　　　　　　　　　　　　　D. 亚急性感染性心内膜炎

E. 贫血

8. 有关角膜色素环,**不正确**的是

A. 棕褐色　　　　　　B. 环外缘清晰　　　C. 见于肝豆状核变性

D. 铁代谢障碍所致　　E. 铜代谢障碍所致

9. 单侧眼球突出常见于

A. 颅内病变　　　　　B. 甲状腺功能亢进症　　C. 局部炎症

D. Horner 综合征　　　E. 屈光不正

10. 双侧眼球下陷常见于

A. 甲状腺功能亢进症　B. 严重脱水　　　　C. Horner 综合征

D. 眶尖骨折　　　　　E. 眶内占位性病变

11. **不属于**甲状腺功能亢进症眼征的是

A. Stellwag 征   B. Graefe 征   C. Mobius 征

D. Musset 征   E. Joffroy 征

12. 有关瞳孔形状的描述,**错误**的是

A. 婴幼儿较小   B. 老年人较小   C. 青少年较大

D. 在光亮处较小   E. 精神兴奋时较小

13. **不引起**瞳孔扩大的是

A. 外伤   B. 青光眼绝对期   C. 视神经萎缩

D. 阿托品   E. 有机磷农药中毒

14. 可引起瞳孔缩小的是

A. 阿托品   B. 完全失明   C. 吗啡

D. 外伤   E. 可卡因

15. 瞳孔大小不等,并有神志不清,最可能为

A. 青光眼   B. 虹膜炎症   C. 药物反应

D. 脑疝   E. 濒死状态

16. 瞳孔对光反射消失见于

A. 动眼神经麻痹   B. 视神经萎缩   C. 脑疝

D. 昏迷   E. 眼内直肌麻痹

17. 集合反射消失见于

A. 动眼神经麻痹   B. 昏迷   C. 脑疝

D. 青光眼   E. 濒死状态

18. 鼻梁部皮肤出现红色斑块,病损处高起皮面并向两侧面颊部扩展,可能的原因为

A. 黑热病   B. 慢性肝脏疾病   C. 系统性红斑狼疮

D. 日晒后   E. 酒糟鼻

19. 蛙状鼻见于

A. 鼻骨骨折   B. 鼻骨发育不良   C. 先天性梅毒

D. 鼻息肉   E. 麻风病

20. 单侧鼻出血多见于

A. 高血压病   B. 白血病   C. 流行性出血热

D. 鼻咽癌   E. 肝脏疾病

21. **不能**在体表评估的是

A. 上颌窦   B. 额窦   C. 蝶窦

D. 筛窦   E. 乳突

22. 口腔黏膜出现蓝黑色色素沉着见于

A. 麻疹   B. 慢性肾上腺皮质功能减退症

C. 慢性铅中毒   D. 药物中毒

E. 尿毒症

23. 地图舌见于

A. 维生素 B_2 缺乏   B. 猩红热   C. 缺铁性贫血

D. 糙皮病   E. 慢性萎缩性胃炎

24. 牛肉舌见于
   A. 维生素 B_2 缺乏   B. 猩红热   C. 缺铁性贫血
   D. 糙皮病   E. 长期使用广谱抗生素

25. 草莓舌见于
   A. 维生素 B_2 缺乏   B. 猩红热   C. 缺铁性贫血
   D. 糙皮病   E. 慢性萎缩性胃炎

26. 镜面舌见于
   A. 维生素 B_2 缺乏   B. 猩红热   C. 缺铁性贫血
   D. 糙皮病   E. 长期使用广谱抗生素

27. 舌体增大**不见于**
   A. 黏液性水肿   B. 克汀病   C. 先天愚型
   D. 放射治疗后   E. 舌肿瘤

28. **不符合急性流行性腮腺炎特点的是**
   A. 发生于抵抗力低下的重症病人   B. 腮腺肿大迅速
   C. 压痛   D. 可累及胰腺、卵巢、睾丸
   E. 先为单侧,继而累及对侧

29. **不符合急性化脓性腮腺炎特点的是**
   A. 发生于抵抗力低下的重症病人   B. 在导管处加压有脓性分泌物流出
   C. 多见于胃肠手术后者   D. 可累及胰腺、卵巢、睾丸
   E. 多为单侧

【A2 型题】

30. 男性,16 岁,低热、鼻塞、流涕 1 周。按压鼻根与内眦之间,出现压痛,其可能的诊断是
   A. 上颌窦炎   B. 额窦炎   C. 筛窦炎   D. 蝶窦炎   E. 鼻炎

31. 男性,30 岁,头外伤后出现意识障碍,两侧瞳孔大小不等,其诊断可能为
   A. 脑震荡   B. 脑出血   C. 脑疝   D. 脑挫裂伤   E. 颅骨骨折

32. 女性,24 岁,意识不清半小时。口腔中可闻及刺激性蒜味,双侧瞳孔直径约 1mm,对光反射迟缓,其可能的诊断是
   A. 有机磷农药中毒   B. 阿托品中毒   C. 一氧化碳中毒
   D. 脑出血   E. 脑疝

33. 女性,56 岁,活动后心悸、胸闷 6 年,下肢水肿 2 个月。口唇发绀,颈静脉怒张,双下肢凹陷性水肿,可能的诊断是
   A. 左心衰竭   B. 右心衰竭
   C. 黏液性水肿   D. 主动脉瓣关闭不全
   E. 三尖瓣关闭不全

34. 男性,49 岁,心悸、头晕 2 年。BP 130/60mmHg,颈动脉明显搏动,可能的诊断是
   A. 高血压   B. 主动脉瓣关闭不全   C. 左心衰竭
   D. 右心衰竭   E. 心包积液

35. 女性,23 岁,心悸,怕热,多食,消瘦 2 个月。双侧眼球突出,甲状腺 II 度肿大,质软,可触及震颤,并闻及连续性静脉杂音,其诊断可能为

　　A. 单纯性甲状腺肿　　　B. 亚急性甲状腺炎　　　C. 甲状腺功能亢进症

　　D. 桥本甲状腺炎　　　　E. 甲状腺肿瘤

36. 女性,18 岁,颈粗 3 个月,无不适。甲状腺 I 度肿大,质软,无结节,无震颤及杂音,最可能的诊断是

　　A. 单纯性甲状腺肿　　　B. 甲状腺功能亢进症　　　C. 桥本甲状腺炎

　　D. 甲状腺功能减退症　　E. 正常

【B1 型题】

(37~38 题共用备选答案)

　　A. 尖颅　　　　　　　　B. 方颅　　　　　　　　C. 巨颅

　　D. 小颅　　　　　　　　E. 变形颅

37. 佝偻病

38. 脑积水

(39~40 题共用备选答案)

　　A. 结膜充血　　　　　　B. 结膜颗粒及滤泡　　　C. 结膜散在出血点

　　D. 结膜苍白　　　　　　E. 结膜下大片出血

39. 沙眼

40. 亚急性感染性心内膜炎

(41~42 题共用备选答案)

　　A. 瞳孔缩小　　　　　　B. 瞳孔扩大　　　　　　C. 双侧瞳孔大小不等

　　D. 瞳孔形状改变　　　　E. 瞳孔对光反射消失

41. 脑疝

42. 有机磷农药中毒

(43~44 题共用备选答案)

　　A. 双侧眼球突出　　　　B. 单侧眼球突出　　　　C. 双侧眼球凹陷

　　D. 眼球震颤　　　　　　E. 眼球运动障碍

43. 严重脱水

44. 小脑疾病

(45~46 题共用备选答案)

　　A. 鼻甲肥大,鼻腔黏膜肿胀

　　B. 鼻甲缩小,黏膜萎缩,鼻腔宽大,嗅觉减退或消失

　　C. 鼻中隔穿孔

　　D. 女性周期性鼻出血

　　E. 鼻翼扇动

45. 子宫内膜异位症

46. 慢性萎缩性鼻炎

(47~48 题共用备选答案)

　　A. 地图舌　　　　　　　B. 草莓舌　　　　　　　C. 镜面舌

D. 牛肉舌　　　　　　　　　E. 毛舌

47. 维生素 B₃ 缺乏

48. 缺铁性贫血

(49~50 题共用备选答案)

A. 口腔黏膜蓝黑色色素沉着斑片　　　　　B. 口腔黏膜出血点

C. 颊黏膜帽针头大小白色斑点　　　　　　D. 口腔黏膜溃疡

E. 口腔黏膜充血、肿胀

49. 麻疹黏膜斑

50. Addison 病

(51~52 题共用备选答案)

A. 颈静脉怒张　　　　B. 颈静脉搏动　　　　C. 颈动脉明显搏动

D. 颈部动脉杂音　　　E. 颈静脉杂音

51. 主动脉瓣关闭不全

52. 三尖瓣关闭不全

【X 型题】

53. 有关结膜,正确的是

A. 发红见于结膜炎

B. 颗粒与滤泡见于动脉硬化

C. 发黄见于黄疸

D. 散在出血点见于感染性心内膜炎

E. 大片出血见于感染性心内膜炎

54. 有关眼睑,**不正确**的是

A. 双侧睑下垂见于动眼神经麻痹

B. 单侧睑下垂见于面神经麻痹

C. 单侧眼睑闭合障碍见于面神经麻痹

D. 双侧眼睑闭合障碍见于动眼神经麻痹

E. 双侧睑下垂见于重症肌无力

55. 甲状腺功能亢进症眼征是

A. 双侧眼球突出　　　B. Graefe 征　　　　C. Murphy 征

D. Musset 征　　　　　E. 双侧眼睑闭合障碍

56. 有关瞳孔,**不正确**的是

A. 老年人瞳孔较小　　B. 婴幼儿瞳孔较大　　C. 光亮处瞳孔较小

D. 在暗处瞳孔较小　　E. 视远处时瞳孔较小

57. 有关瞳孔,正确的是

A. 有机磷农药中毒时缩小　　　　　　　　B. 应用吗啡时扩大

C. 应用氯丙嗪时缩小　　　　　　　　　　D. 应用阿托品时扩大

E. 形状不规则见于脑疝

58. 鼻中隔穿孔见于

A. 外伤　　　　　　　B. 鼻腔慢性炎症　　C. 鼻中隔偏曲

D. 鼻咽癌　　　　　　　　E. 发育不良

59. 镜面舌常见于

A. 猩红热　　　　　B. 缺铁性贫血　　　　C. 恶性贫血

D. 糙皮病　　　　　E. 慢性萎缩性胃炎

60. 颈静脉怒张见于

A. 心包积液　　　　B. 右心衰竭　　　　　C. 缩窄性心包炎

D. 左心衰竭　　　　E. 三尖瓣关闭不全

61. 颈动脉明显搏动见于

A. 右心衰竭　　　　B. 左心衰竭　　　　　C. 主动脉瓣关闭不全

D. 高血压　　　　　E. 甲状腺功能亢进症

62. 气管向健侧移位的病因有

A. 肺不张　　　　　B. 大量胸腔积液　　　C. 气胸

D. 纵隔肿瘤　　　　E. 胸膜粘连

63. 符合甲状腺功能亢进症的甲状腺体征有

A. 甲状腺肿大质地柔软　　　　　　　　B. 甲状腺肿大质地较硬

C. 可触及震颤　　　　　　　　　　　　D. 可听到血管杂音

E. 触痛

(二) 名词解释

1. Musset 征

2. 落日现象

3. Mobius 征

4. Kayser-Fleischer 环

(三) 填空题

1. 常见的头颅大小异常或畸形有 _____、_____、_____、_____、_____。

2. 能在体表评估压痛的鼻窦有 _____、_____、_____。

3. 颈静脉怒张的常见病因包括 _____、_____、_____。

4. 颈动脉明显搏动见于 _____、_____、_____、_____。

5. 气管移向健侧的病因包括 _____、_____、_____、_____。

6. 甲状腺的评估方法包括 _____、_____、_____。

(四) 问答题

1. 常见头颅异常的特点及临床意义。

2. 甲状腺功能亢进症的眼部体征有哪些?

3. 扁桃体增大的分度。

4. 甲状腺肿大如何分度。

5. 气管移位的常见病因有哪些?

三、参考答案

(一) 选择题

1. B　　　　2. C　　　　3. D　　　　4. A　　　　5. B　　　　6. B

7. D	8. D	9. C	10. B	11. D	12. E
13. E	14. C	15. D	16. D	17. A	18. C
19. D	20. D	21. C	22. B	23. A	24. D
25. B	26. C	27. D	28. A	29. D	30. C
31. C	32. A	33. B	34. B	35. C	36. A
37. B	38. C	39. B	40. C	41. D	42. A
43. C	44. D	45. D	46. B	47. D	48. C
49. C	50. A	51. C	52. B	53. ACD	54. ABD
55. ABE	56. BDE	57. ACD	58. AB	59. BCE	60. ABC
61. CDE	62. BCD	63. ACD			

(二) 名词解释

1. Musset 征　与颈动脉搏动一致的点头运动。

2. 落日现象　脑积水时,由于颅内压增高,压迫眼球,形成双目下视,巩膜外露的特殊表情。

3. Mobius 征　集合运动减弱,即目标由远处逐渐移近眼球时,两侧眼球不能适度内聚。

4. Kayser-Fleischer 环　角膜边缘黄色或棕褐色的色素环,环外缘较清晰,内缘较模糊。是铜代谢障碍的结果,见于肝豆状核变性。

(三) 填空题

1. 小颅,尖颅,方颅,巨颅,变形颅

2. 上颌窦,额窦,筛窦

3. 右心衰竭,缩窄性心包炎,心包积液,上腔静脉阻塞综合征

4. 主动脉瓣关闭不全,高血压,甲状腺功能亢进症,严重贫血

5. 大量胸腔积液,气胸,纵隔肿瘤,单侧甲状腺肿大

6. 视诊,触诊,听诊

(四) 问答题

1. 常见头颅异常的特点及临床意义(表3-6)

表3-6　常见头颅异常的特点及临床意义

头颅	特点	临床意义
小颅	小头畸形,常同时伴有智力发育障碍	囟门过早闭合
尖颅	头顶部尖突高起,造成与颜面的比例异常,是由于矢状缝与冠状缝过早闭合所致	先天性疾病尖颅并指(趾)畸形
方颅	前额左右突出,头顶平坦呈方形	小儿佝偻病、先天性梅毒
巨颅	额、顶、颞及枕部突出膨大呈圆形,颈部静脉充盈,对比之下颜面很小。由于颅内压增高,压迫眼球,形成双目下视,巩膜外露的特殊表情,称落日现象	脑积水
变形颅	发生于中年人,以颅骨增大变形为特征,同时伴有长骨的骨质增厚与弯曲	变形性骨炎

2. 甲状腺功能亢进症的眼部体征　除双侧眼睑闭合障碍及眼球突出外还有以下眼征：① Stellwag 征：瞬目减少。② Graefe 征：眼球下转时上睑不能相应下垂。③ Mobius 征：集合运动减弱。④ Joffroy 征：上视时无额纹出现。

3. 扁桃体增大的分度　一般分为三度：不超过咽腭弓为Ⅰ度；超过咽腭弓者为Ⅱ度；达到或超过咽后壁中线者为Ⅲ度。

4. 甲状腺肿大的分度　甲状腺肿大可分为三度：不能看出肿大但能触及者为Ⅰ度；能看到肿大又能触及,但在胸锁乳突肌以内者为Ⅱ度；超过胸锁乳突肌外缘者为Ⅲ度。

5. 气管移位的常见病因　大量胸腔积液、气胸、纵隔肿瘤以及单侧甲状腺肿大可将气管推向健侧,肺不张、肺硬化、胸膜粘连可将气管拉向患侧。

（沈建箴）

第五节　胸壁、胸廓和乳房评估

一、学习目标与考纲精要

(一) 学习目标

1. 掌握胸部的常用骨骼标志和垂直线标志。
2. 熟悉胸壁、胸廓评估的内容及胸廓异常的意义。
3. 了解乳房评估的方法、内容及常见病变的特点。

(二) 考纲精要

1. 胸壁静脉曲张血流方向及阻塞部位的确定。
2. 胸壁及胸骨压痛的常见病因。
3. 常见异常胸廓的特点及意义。
4. 触诊乳房的方法及内容。
5. 常见乳房肿块的病因及特点。

二、自测训练题

(一) 选择题

【A1 型题】

1. 胸骨角标志的内容**不包括**

A. 第二肋软骨　　　　B. 第二肋间隙　　　　C. 支气管分叉

D. 心房上缘　　　　　E. 上下纵隔交界

2. **不出现**胸壁压痛的是

A. 肋间神经炎　　　　B. 肋软骨炎　　　　　C. 胸膜炎

D. 胸壁软组织炎　　　E. 肋骨骨折

3. 关于胸廓,正确的是

A. 鸡胸见于肺结核　　B. 扁平胸见于佝偻病　C. 桶状胸见于佝偻病

D. 漏斗胸见于老年人　E. 鸡胸见于佝偻病

4. 胸廓一侧膨隆多见于

A. 胸腔积液   B. 肺不张   C. 肺纤维化

D. 阻塞性肺气肿   E. 胸膜粘连

5. 吸气时肋间隙回缩常见于

A. 下呼吸道阻塞   B. 上呼吸道阻塞   C. 大量胸腔积液

D. 气胸   E. 肺气肿

6. 胸壁静脉曲张,血流方向自上向下,提示

A. 上腔静脉阻塞   B. 下腔静脉阻塞   C. 腋静脉阻塞

D. 门静脉阻塞   E. 正常

7. 正常成人胸廓前后径与横径之比为

A. 1:1   B. 1:1.5   C. 1:2   D. 1:2.5   E. 3:2

8. 触诊乳房开始的部位是

A. 内上象限   B. 外上象限   C. 内下象限

D. 外下象限   E. 乳头

9. 当乳房有病变时,在评估乳房后还应常规评估

A. 腹股沟淋巴结   B. 颈部淋巴结

C. 左侧锁骨上窝淋巴结   D. 腋窝淋巴结

E. 滑车上淋巴结

10. 乳头血性分泌物最常见于

A. 乳癌   B. 急性乳房炎

C. 乳腺导管内良性乳头状瘤   D. 乳腺小叶增生

E. 乳腺纤维瘤

11. **不符合**乳腺癌特点的是

A. 乳头回缩   B. 皮肤呈"橘皮样"

C. 局部皮肤红、肿、热、痛   D. 单发的乳房肿块

E. 可有腋窝淋巴结肿大

【A2 型题】

12. 患儿,7 岁,男,发热半个月,牙龈出血 1 周,胸骨明显压痛及叩击痛。应考虑为

A. 肺炎   B. 流行性出血热   C. 骨髓炎

D. 急性白血病   E. 牙周炎

13. 女性,60 岁,咳嗽、咳痰 10 余年,活动后呼吸困难 1 年。胸廓前后径增加,肋骨斜度变小,肋间隙增宽,腹上角增大,其胸廓为

A. 扁平胸   B. 桶状胸   C. 漏斗胸

D. 鸡胸   E. 正常胸廓

14. 哺乳期女性,25 岁,发热、畏寒、右乳房胀痛 2 天,右乳房外上象限红肿,有硬结包块。最可能诊断为

A. 乳腺癌   B. 乳腺小叶增生   C. 急性乳腺炎

D. 乳腺纤维瘤   E. 乳腺乳头状瘤

15. 女性,52 岁,洗澡时发现左乳肿块 1 天。左乳房乳头下陷,内下象限处皮肤呈橘皮样,

触及一包块,无压痛,与周围皮下组织粘连,可能诊断为

A. 乳腺小叶增生　　　　B. 急性乳腺炎　　　　　C. 乳腺纤维瘤

D. 乳腺癌　　　　　　　E. 乳腺乳头状瘤

【B1 型题】

(16~17 题共用备选答案)

A. 胸壁压痛　　　　　　B. 胸骨压痛　　　　　　C. 胸壁静脉曲张

D. 肋间隙饱满　　　　　E. 胸壁皮下气肿

16. 白血病可出现

17. 肋软骨炎可出现

(18~19 题共用备选答案)

A. 佝偻病　　　　　　　B. 肺结核　　　　　　　C. 胸腔积液

D. 阻塞性肺气肿　　　　E. 肺不张

18. 桶状胸见于

19. 肋膈沟见于

(20~21 题共用备选答案)

A. 急性乳腺炎　　　　　B. 乳腺囊性增生　　　　C. 乳腺纤维瘤

D. 乳腺小叶增生　　　　E. 乳腺癌

20. 乳房红肿热痛,有硬结见于

21. 乳房单发肿块,质硬,无压痛,局部皮肤呈橘皮样见于

【X 型题】

22. 引起肋间隙膨隆的原因有

A. 大叶性肺炎　　　　　B. 大量胸腔积液　　　　C. 严重肺气肿

D. 张力性气胸　　　　　E. 阻塞性肺不张

23. 属于佝偻病胸的是

A. 扁平胸　　　　　　　B. 肋膈沟　　　　　　　C. 桶状胸

D. 漏斗胸　　　　　　　E. 鸡胸

24. 符合乳腺癌表现的是

A. 肿块与皮下组织粘连　　　　　　　B. 多发

C. 局部皮肤呈橘皮样　　　　　　　　D. 压痛明显

E. 乳头回缩

25. 触及乳房肿块时,应注意的内容包括

A. 部位　　　　　　　　B. 大小　　　　　　　　C. 硬度

D. 局部皮肤　　　　　　E. 弹性

26. 急性乳腺炎的常见表现有

A. 局部红肿　　　　　　B. 局限于一个象限　　　C. 无压痛

D. 无明显压痛　　　　　E. 触及硬结

(二) 问答题

1. 佝偻病所致的胸廓改变及特点。

2. 乳房的常见病变及临床特点。

三、参考答案

(一)选择题

1. B	2. C	3. E	4. A	5. B	6. A
7. B	8. B	9. D	10. C	11. C	12. D
13. B	14. C	15. D	16. B	17. A	18. D
19. A	20. A	21. E	22. BCD	23. BDE	24. ACE
25. ABC	26. ABE				

(二)问答题

1. 佝偻病所致的胸廓改变及特点(表3-7)

表3-7　佝偻病所致的胸廓改变及特点

胸廓异常	特　点
佝偻病串珠	胸骨两侧各肋软骨与肋骨交界处常隆起形成串珠状
肋膈沟	下胸部前面的肋骨外翻,沿膈附着的部位其胸壁向内凹陷形成的沟状带
漏斗胸	胸骨剑突处显著内陷,形似漏斗状
鸡胸	胸廓的前后径略长于左右径,其上下距离较短,胸骨下端前突,胸廓前侧胸壁肋骨凹陷

2. 乳房的常见病变及临床特点(表3-8)

表3-8　乳房的常见病变及临床特点

疾病	临床特点
急性乳腺炎	乳房红、肿、热、痛,常局限于一侧乳房的某一象限。触诊有硬结包块,伴寒战、发热等全身中毒症状,常发生于哺乳期妇女,但亦可见于青年女性和男性
乳腺癌	一般无炎症表现,多为单发,质地硬并与皮下组织粘连,局部皮肤呈橘皮样,乳头常回缩。多见于中年以上的妇女,晚期常伴有腋窝淋巴结转移
乳腺良性肿瘤	质地较软,界限清楚并有一定活动度,常见者有乳腺囊性增生、乳腺纤维瘤等
男性乳房增生	常见于内分泌紊乱,如应用雌激素、肾上腺皮质功能亢进及肝硬化等

第六节　肺脏评估

一、学习目标与考纲精要

(一)学习目标

1. 掌握肺脏评估的视诊、触诊、叩诊、听诊的方法。
2. 熟悉肺脏评估异常的临床意义。

93

(二) 考纲精要

1. 胸式呼吸和腹式呼吸减弱的意义。

2. 吸气性和呼气性呼吸困难的特点及意义。

3. 呼吸频率、节律、深度改变的意义。

4. 语音震颤减弱或消失、增强的临床意义。

5. 正常肺上界、肺下界、肺下界移动度及其改变的临床意义。

6. 肺部异常叩诊音的种类及临床意义。

7. 正常呼吸音的分类、发生机制、听诊特点及部位。

8. 异常肺泡呼吸音、异常支气管呼吸音及异常支气管肺泡呼吸音的临床意义。

9. 湿啰音、干啰音的分类、发生机制、听诊特点及临床意义。

二、自测训练题

(一) 选择题

【A1 型题】

1. 提示病情最严重的是

A. 呼吸浅慢　　　　　B. 呼吸深快　　　　　C. 抑制性呼吸

D. 潮式呼吸　　　　　E. 间停呼吸

2. 可出现深快呼吸的是

A. 肺炎　　　　　　　B. 胸膜炎　　　　　　C. 颅内压增高

D. 脑炎　　　　　　　E. 糖尿病酮症酸中毒

3. 上呼吸道部分梗阻时常出现

A. 呼气性呼吸困难　　　　　　　　　　B. 吸气性呼吸困难

C. 混合性呼吸困难　　　　　　　　　　D. 劳力性呼吸困难

E. 夜间阵发性呼吸困难

4. 发作性的呼气性呼吸困难常见于

A. 胸腔积液　　　　　B. 支气管扩张　　　　C. 支气管哮喘

D. 慢性支气管炎　　　E. 上呼吸道梗阻

5. 呼吸频率减慢常见于

A. 贫血　　　　　　　B. 胸腔积液　　　　　C. 酸中毒

D. 颅内压增高　　　　E. 心功能不全

6. 正常肺下界于锁骨中线、腋中线、肩胛线上的肋间是

A. 7、9、11　　　　　B. 6、8、10　　　　　C. 5、7、9

D. 5、7、10　　　　　E. 6、8、11

7. "三凹症"产生的原因主要为

A. 上呼吸道阻塞　　　B. 下呼吸道阻塞　　　C. 混合性呼吸道阻塞

D. 弥漫性肺部病变　　E. 肺不张

8. 呼气性呼吸困难最常见于

A. 肺炎　　　　　　　B. 胸膜炎　　　　　　C. 阻塞性肺气肿

D. 气管阻塞　　　　　E. 肋骨骨折

9. Kussmaul 呼吸是指

A. 呼吸浅快　　　　　　B. 深快呼吸　　　　　　C. 潮式呼吸

D. 间停呼吸　　　　　　E. 叹息样呼吸

10. 语音震颤强弱的因素主要取决于

A. 支气管距胸壁的距离

B. 气管、支气管是否通畅,胸壁传导是否良好

C. 胸壁厚薄

D. 体质状况

E. 性别

11. 正常胸部语音震颤最强的部位

A. 肺底　　　　　　　　B. 肩胛间区　　　　　　C. 乳房下部

D. 右胸下部　　　　　　E. 左胸上部

12. 胸部语音震颤增强常见于

A. 大叶性肺炎实变期　　B. 胸壁皮下气肿　　　　C. 阻塞性肺不张

D. 支气管肺炎　　　　　E. 气胸

13. 胸膜摩擦感与心包摩擦感的鉴别要点为

A. 有无心脏病史　　　　　　　　　　　　B. 有无肺脏疾病史

C. 屏气时摩擦感是否消失　　　　　　　　D. 咳嗽时摩擦感是否消失

E. 变动体位摩擦感是否消失

14. 正常肺部叩诊音为

A. 鼓音　　　　　　　　B. 过清音　　　　　　　C. 浊音

D. 清音　　　　　　　　E. 实音

15. 局部叩诊为浊鼓音的是

A. 气胸　　　　　　　　B. 较大空洞性病变　　　C. 肺不张

D. 胸腔积液　　　　　　E. 肺肿瘤

16. 与肺下界移动范围大小相关的是

A. 健康状况　　　　　　B. 胸壁厚薄　　　　　　C. 性别

D. 年龄　　　　　　　　E. 肋膈窦大小

17. 肺泡呼吸音在胸廓最强的部位是

A. 前胸上部　　　　　　B. 乳房下部　　　　　　C. 腋窝下部

D. 胸骨上窝　　　　　　E. 肩胛间区

18. 肺泡呼吸音减弱不见于

A. 胸痛　　　　　　　　B. 胸腔积液　　　　　　C. 肋软骨骨化

D. 阻塞性肺气肿　　　　E. 贫血

19. 肺泡呼吸音减弱并呼气音延长的是

A. 气管异物　　　　　　B. 支气管哮喘　　　　　C. 肺部肿瘤

D. 支气管内膜结核　　　E. 肺炎

20. 双侧肺泡呼吸音减弱见于

A. 压迫性肺不张　　　　B. 气胸　　　　　　　　C. 阻塞性肺气肿

D. 大叶性肺炎　　　　　E. 胸腔积液

21. 异常支气管呼吸音是指

A. 支气管呼吸音的时相发生改变

B. 支气管呼吸音的听诊部位发生改变

C. 支气管呼吸音的性质发生改变

D. 粗糙性呼吸音

E. 支气管呼吸音的音调强弱发生改变

22. 湿啰音的特点为

A. 多在呼气末明显

B. 部位恒定,性质不易变,咳嗽后可有变化

C. 有些湿啰音听上去似哨笛音

D. 瞬间数量可明显增减

E. 持续时间长

23. 大水泡音主要发生在

A. 细支气管　　　　　B. 主支气管　　　　　C. 小支气管

D. 终末支气管　　　　E. 肺泡

24. 小水泡音多出现在

A. 呼气早期　　　　　B. 吸气早期　　　　　C. 呼气中期

D. 吸气末期　　　　　E. 呼气末期

25. 胸膜摩擦音听诊最清楚的部位是

A. 肺尖　　　　　　　B. 腋窝下　　　　　　C. 前下侧胸壁

D. 背部　　　　　　　E. 前胸上部

26. 语音共振增强见于

A. 胸腔积液　　　　　B. 胸膜增厚　　　　　C. 阻塞性肺气肿

D. 大叶性肺炎实变期　E. 气胸

27. 粗糙性呼吸音常见于

A. 发热　　　　　　　B. 代谢性酸中毒　　　C. 肺结核

D. 支气管哮喘　　　　E. 肺炎早期

28. 异常支气管呼吸音常见于

A. 贫血　　　　　　　B. 支气管肺炎　　　　C. 阻塞性肺气肿

D. 压迫性肺不张　　　E. 代谢性酸中毒

29. 异常支气管肺泡呼吸音常见于

A. 发热　　　　　　　B. 支气管哮喘　　　　C. 支气管肺炎

D. 代谢性酸中毒　　　E. 贫血

30. 气胸与胸腔积液的体征最主要鉴别点是

A. 胸廓外形　　　　　B. 气管位置　　　　　C. 语音震颤

D. 叩诊音　　　　　　E. 呼吸音

31. 支气管哮喘典型的临床表现是

A. 发作性吸气性呼吸困难并两肺满布哮鸣音

B. 发作性呼气性呼吸困难并两肺满布哮鸣音

C. 发作性混合性呼吸困难伴胸痛

D. 长期咳嗽、咳痰并两肺底干、湿啰音

E. 发作性呼吸困难,咯大量粉红色泡沫样痰

32. 慢性阻塞性肺气肿时可出现

   A. 气管移位   B. 患侧胸廓饱满   C. 肺下界降低

   D. 语音震颤增强   E. 吸气音明显延长

33. 气胸病人多采取的体位是

   A. 仰卧位   B. 健侧卧位   C. 患侧卧位

   D. 俯卧位   E. 半卧位

34. 胸腔积液病人多采取的体位是

   A. 仰卧位   B. 健侧卧位   C. 患侧卧位

   D. 俯卧位   E. 半卧位

【A2 型题】

35. 患儿,6 岁,进食时突然出现气促、喘憋半小时,口唇发绀,吸气费力,出现"三凹征",最可能的诊断为

   A. 小儿肺炎   B. 胸膜炎   C. 气管异物

   D. 支气管哮喘发作   E. 急性气管炎

36. 41 岁,男性。矮胖体型,叩诊肺下界在锁骨中线、腋中线、肩胛角线分别为 5、7、9 肋间隙。最可能的原因是

   A. 双侧胸腔积液   B. 双下肺支气管肺炎   C. 正常状况

   D. 肺气肿   E. 肠胀气

37. 50 岁,男性,长期吸烟,近 2 个月出现咳嗽并咳血丝痰。右上肺局限性哮鸣音,余无异常。该病人最可能的诊断是

   A. 支气管哮喘   B. 慢性支气管炎   C. 右上肺癌

   D. 急性左心衰竭   E. 支气管扩张

38. 20 岁,男性,搬重物后出现右胸剧烈疼痛及进行性呼吸困难 3 小时。瘦长体型,口唇发绀,气管左偏,右侧胸廓饱满及叩鼓音,右侧呼吸音消失。最可能的诊断为

   A. 胸腔积液   B. 大叶性肺炎   C. 干性胸膜炎

   D. 气胸   E. 肺气肿

39. 31 岁,男性,淋雨后出现发热、畏寒、咳嗽、咳铁锈色痰、胸痛 5 天。急性热病容,右肺呼吸动度减弱,语音震颤增强,右下肺可闻及支气管呼吸音和胸膜摩擦音。最可能的诊断是

   A. 大叶性肺炎   B. 支气管炎并胸腔积液   C. 大叶性肺炎并胸膜炎

   D. 胸膜炎   E. 肺结核

40. 28 岁,女性,发作性咳嗽、喘憋 10 余年,又发作 2 小时。查体:端坐位,胸廓饱满呈吸气状,呼吸动度变小,语音震颤减弱,双肺叩过清音,双肺满布哮鸣音,诊断首先考虑为

   A. 支气管哮喘   B. 慢性支气管炎并阻塞性肺气肿

   C. 支气管扩张   D. 支气管肺炎

E. 肺不张

【B1 型题】

（41~42 题共用备选答案）

A. 腹式呼吸减弱　　　　B. 胸式呼吸减弱　　　　C. 潮式呼吸

D. 叹息样呼吸　　　　　E. 抑制性呼吸

41. 巴比妥中毒

42. 妊娠晚期

（43~44 题共用备选答案）

A. 呼吸浅快　　　　　　B. 呼吸深快　　　　　　C. 呼吸浅慢

D. 呼吸深慢　　　　　　E. 呼吸深大

43. 急性胸膜炎

44. 颅内压增高

（45~46 题共用备选答案）

A. 过清音　　　　　　　B. 实音　　　　　　　　C. 鼓音

D. 浊音　　　　　　　　E. 浊鼓音

45. 大叶性肺炎实变期叩诊音

46. 肺气肿叩诊音

（47~48 题共用备选答案）

A. 局限性湿啰音　　　　B. 两肺底湿啰音　　　　C. 双肺满布湿啰音

D. 局限性干啰音　　　　E. 双肺满布哮鸣音

47. 支气管扩张

48. 急性肺水肿

（49~50 题共用备选答案）

A. 右侧大量胸腔积液　　B. 肺结核空洞　　　　　C. 肺气肿

D. 支气管肺炎　　　　　E. 大量心包积液

49. 一侧胸廓呼吸动度减弱

50. 局部语音震颤增强

【X 型题】

51. 呼气性呼吸困难的常见病因有

A. 气管异物　　　　　　B. 支气管哮喘　　　　　C. 气管肿瘤

D. 阻塞性肺气肿　　　　E. 喉头水肿

52. 引起一侧胸廓扩张度减弱的原因包括

A. 大量胸腔积液　　　　B. 气胸　　　　　　　　C. 代偿性肺气肿

D. 胸膜增厚　　　　　　E. 肺纤维化

53. 引起语音震颤增强的原因有

A. 气胸　　　　　　　　B. 肺实变　　　　　　　C. 胸腔积液

D. 肺空洞　　　　　　　E. 阻塞性肺不张

54. 引起肺下界降低的原因有

A. 阻塞性肺气肿　　　　B. 阻塞性肺不张　　　　C. 腹腔脏器下垂

D. 腹腔积液　　　　　E. 膈麻痹

55. 异常肺泡呼吸音包括

A. 肺泡呼吸音减弱　　B. 呼气音延长　　　　C. 吸气音延长

D. 粗糙性呼吸音　　　E. 啰音

56. 湿啰音的特点包括

A. 断续而短暂　　　　B. 吸气时清楚　　　　C. 呼气时清楚

D. 性质易变　　　　　E. 部位恒定

57. 胸膜摩擦音可见于

A. 纤维素性胸膜炎　　B. 肺梗死　　　　　　C. 尿毒症

D. 气胸　　　　　　　E. 胸膜粘连

58. Kussmaul 呼吸常见于

A. 脑出血　　　　　　B. 脑炎　　　　　　　C. 颅内压增高

D. 糖尿病酮症酸中毒　E. 尿毒症酸中毒

59. 语音共振减弱可见于

A. 阻塞性肺气肿　　　B. 胸腔积液　　　　　C. 肺空洞

D. 消瘦　　　　　　　E. 胸膜增厚

60. 胸膜摩擦音的听诊特点包括

A. 吸气末或呼气初明显　　　　　　　　B. 呼气末或吸气初明显

C. 屏气时消失　　　　　　　　　　　　D. 前下侧胸壁明显

E. 深呼吸时强度可减弱

(二) 名词解释

1. 三凹征
2. Kussmaul 呼吸
3. 潮式呼吸
4. 间停呼吸
5. 语音震颤

(三) 填空题

1. 呼气性呼吸困难常见于 _____、_____。
2. 腹式呼吸减弱常见于 _____、_____、_____、_____。
3. 呼吸过缓的常见病因有 _____、_____。
4. 正常支气管呼吸音听诊部位有 _____，_____，_____。
5. 异常肺泡呼吸音包括 _____、_____、_____、_____。
6. 异常支气管肺泡呼吸音的常见病因有 _____、_____、_____、_____。

(四) 问答题

1. 语音震颤异常的临床意义是什么？
2. 胸部异常叩诊音有哪些？其临床意义是什么？
3. 四种正常呼吸音特征的比较。
4. 湿性啰音的分类、听诊特点及临床意义是什么？

三、参考答案

(一) 选择题

1. E	2. E	3. B	4. C	5. D	6. B
7. A	8. C	9. B	10. B	11. B	12. A
13. C	14. D	15. C	16. E	17. B	18. E
19. B	20. C	21. B	22. B	23. B	24. D
25. C	26. D	27. E	28. D	29. C	30. D
31. B	32. C	33. B	34. C	35. C	36. C
37. C	38. D	39. C	40. A	41. C	42. A
43. A	44. C	45. B	46. A	47. A	48. C
49. A	50. B	51. BD	52. ABD	53. BD	54. AC
55. ABD	56. AB	57. ABC	58. DE	59. ABE	60. ACD

(二) 名词解释

1. 三凹征　当上呼吸道部分阻塞时,吸气时呼吸肌收缩,致胸腔内负压极度增高,从而引起胸骨上窝、锁骨上窝及肋间隙向内凹陷。

2. Kussmaul 呼吸　当严重代谢性酸中毒时,因细胞外液碳酸氢根不足,pH 降低,通过肺脏排出 CO_2 进行代偿,而出现的深快呼吸。

3. 潮式呼吸　是一种由浅慢逐渐变为深快,然后再由深快转为浅慢,随之出现一段呼吸暂停后,又开始如上变化的周期性呼吸。

4. 间停呼吸　表现为有规律呼吸几次后,突然停止一段时间,再开始周而复始的呼吸。

5. 语音震颤　病人发出语音时,声波沿气管、支气管及肺泡,传到胸壁所引起共鸣的振动,可由护士触及。

(三) 填空题

1. 支气管哮喘,阻塞性肺气肿

2. 腹膜炎,大量腹水,肝脾极度肿大,腹腔内巨大肿瘤,妊娠晚期

3. 麻醉剂过量,镇静剂过量,颅内压增高

4. 喉部,胸骨上窝,背部第6、7颈椎及第1、2胸椎附近

5. 肺泡呼吸音减弱或消失,肺泡呼吸音增强,呼气音延长,断续性呼吸音,粗糙性呼吸音

6. 支气管肺炎,肺结核,大叶性肺炎初期,压迫性肺不张

(四) 问答题

1. 语音震颤异常的临床意义(表 3-9)

表 3-9　语音震颤异常的临床意义

语音震颤变化	临床意义
语音震颤减弱或消失	①肺泡内含气量过多,如肺气肿。②支气管阻塞,如阻塞性肺不张。③大量胸腔积液或气胸。④胸膜高度增厚粘连。⑤胸壁皮下气肿或皮下水肿
语音震颤增强	①肺实变,如大叶性肺炎实变期、大片肺梗死等。②肺空洞:特别是靠近胸壁的肺内大空腔,如肺结核和肺脓肿空洞等。③压迫性肺不张

2. 胸部异常叩诊音及其临床意义(表3-10)

表3-10　胸部异常叩诊音及其临床意义

叩诊音	临床意义
浊音	肺组织含气量减少或胸膜病变,如肺炎、肺不张、肺结核、肺肿瘤、肺梗死、肺硬化及胸膜增厚粘连等
实音	不含气的病变,如大量胸腔积液、肺实变、肺脓肿未液化时等
过清音	肺泡张力减弱而含气量增多时,如阻塞性肺气肿
鼓音	肺内空腔直径大于3cm,且靠近胸壁的空腔性病变,如空洞型肺结核、液化的肺脓肿和肺囊肿、气胸等
浊鼓音	在肺泡壁松弛、肺泡含气量减少时,局部叩诊可呈现一种兼有浊音和鼓音特点的混合音。见于肺不张、肺炎充血期和消散期、肺水肿

3. 四种正常呼吸音特征的比较(表3-11)

表3-11　四种正常呼吸音特征的比较

特征	气管呼吸音	支气管呼吸音	支气管肺泡呼吸音	肺泡呼吸音
强度	极响亮	响亮	中等	柔和
音调	极高	高	中等	低
吸气相/呼气相	1:1	1:3	1:1	3:1
性质	粗糙	管样	管样沙沙声	轻柔沙沙声
正常听诊区域	胸外气管	胸骨柄	主支气管	大部分肺野

4. 湿性啰音的分类、听诊特点及临床意义(表3-12)

表3-12　湿性啰音的分类、听诊特点及临床意义

分类	特点	临床意义
粗湿啰音	又称大水泡音。发生于气管、主支气管或空洞部位,多出现在吸气早期	支气管扩张、肺水肿、肺结核或肺脓肿空洞
中湿啰音	又称中水泡音。发生于中等大小的支气管,多出现在吸气的中期	支气管炎、支气管肺炎等
细湿啰音	又称小水泡音。发生于小支气管,多在吸气后期出现	细支气管炎、支气管肺炎、肺淤血和肺梗死等
捻发音	一种极细而均匀一致的湿啰音。多在吸气的终末听及,似在耳边用手指捻搓一束头发时所发出的声音	肺淤血、肺炎早期和肺泡炎等

第七节　心脏与血管评估

一、学习目标与考纲精要

(一) 学习目标

1. 掌握心脏的视诊、触诊、叩诊、听诊的方法、内容及意义。

2. 掌握血压测量方法及血压变动的意义。

(二) 考纲精要

1. 心尖搏动的位置、强度、范围变化及意义,心前区搏动的意义。

2. 心前区震颤产生的机制及意义。

3. 心界叩诊的顺序、正常心浊音界的组成、心脏浊音界改变及其临床意义。

4. 心脏瓣膜听诊区及听诊顺序。

5. 心房颤动听诊特点、心音产生的机制及第一心音与第二心音的区别。第一、第二心音强度和性质变化的意义。奔马律及开瓣音的产生机制,舒张早期奔马律与生理性第三心音的区别。

6. 心脏杂音的产生机制、杂音的特性及听诊要点,杂音的临床意义。

7. 心包摩擦音的产生机制、听诊部位及临床意义。

8. 异常脉搏的产生机制及临床意义,血管杂音及周围血管征的意义。

二、自测训练题

(一) 选择题

【A1 型题】

1. 正常心尖搏动的描述,**错误**的是

A. 搏动范围的直径为 1.0~1.5cm

B. 可位于第 5 肋间左锁骨中线内 0.5cm

C. 可位于第 4 肋间隙

D. 可位于第 6 肋间隙

E. 体位、体型对心尖搏动位置有影响

2. 心尖搏动移位的描述,**错误**的是

A. 肥胖体型者,心尖搏动可上移至第 4 肋间

B. 瘦长体型者,心尖搏动可下移至第 6 肋间

C. 左心室增大时心尖搏动向左下移位

D. 右心室增大时心尖搏动向右移位

E. 一侧胸膜粘连、增厚,心尖搏动向患侧移位

3. 心脏震颤的描述,**错误**的是

A. 在心尖部触及收缩期震颤可见于二尖瓣狭窄

B. 凡触及震颤均可认为心脏有器质性病变

C. 触诊有震颤的部位多数可听到杂音

D. 在胸骨右缘第 2 肋间触及收缩期震颤可见于主动脉瓣狭窄

E. 在胸骨左缘第 2 肋间触及收缩期震颤可见于肺动脉瓣狭窄

4. 在心尖区触及舒张期震颤可见于

A. 主动脉瓣狭窄　　　　B. 肺动脉瓣狭窄　　　　C. 二尖瓣狭窄

D. 动脉导管未闭　　　　E. 二尖瓣关闭不全

5. 在胸骨右缘第 2 肋间触及收缩期震颤可见于

A. 主动脉瓣狭窄　　　　B. 肺动脉瓣狭窄　　　　C. 室间隔缺损

D. 二尖瓣狭窄　　　　　E. 二尖瓣关闭不全

6. 在胸骨左缘第 3、4 肋间触及收缩期震颤可见于

A. 主动脉瓣狭窄　　　　B. 肺动脉瓣狭窄　　　　C. 房间隔缺损

D. 室间隔缺损　　　　　E. 二尖瓣狭窄

7. 在胸骨左缘第 2 肋间触及连续性震颤可见于

A. 主动脉瓣狭窄　　　　B. 二尖瓣关闭不全　　　C. 二尖瓣狭窄

D. 动脉导管未闭　　　　E. 以上均不是

8. 在胸骨左缘第 2 肋间触及收缩期震颤可见于

A. 动脉导管未闭　　　　B. 二尖瓣关闭不全　　　C. 二尖瓣狭窄

D. 肺动脉瓣狭窄　　　　E. 以上均不是

9. **不是**心包摩擦感特征的是

A. 胸骨左缘第 3、4 肋间处最易触及　　　　B. 收缩期明显

C. 右侧卧位明显　　　　　　　　　　　　　D. 深呼气末更清楚

E. 前倾体位更为明显

10. 有关心包摩擦感的描述,**错误**的是

A. 为心脏收缩时脏层与壁层心包相互摩擦而产生

B. 随渗液的增多,脏层与壁层心包分离时摩擦感消失

C. 多在心前区或胸骨左缘第 3、4 肋间触及

D. 以收缩期、前倾体位更为明显

E. 以吸气末更为清楚

11. 有关心浊音界改变的描述,正确的是

A. 一侧大量胸腔积液可使心界移向患侧　　　B. 一侧大量气胸可使心界移向患侧

C. 肺气肿时心界变大　　　　　　　　　　　D. 一侧肺不张可使心界移向患侧

E. 以上均不是

12. 心脏叩诊心脏浊音界向左下扩大、心腰加深,见于

A. 二尖瓣狭窄　　　　　B. 高血压性心脏病　　　C. 三尖瓣狭窄

D. 心肌病　　　　　　　E. 克山病

13. 左心房和肺动脉段增大,心腰部饱满或膨出可见于

A. 主动脉瓣关闭不全　　B. 二尖瓣狭窄　　　　　C. 二尖瓣关闭不全

D. 心包积液　　　　　　E. 房间隔缺损

14. 可影响心脏浊音界改变的心外因素是

A. 肺气肿　　　　　　　B. 心包积液　　　　　　C. 克山病

D. 主动脉瘤　　　　　E. 以上均不是

15. 心包积液的心浊音界特征为

A. 心浊音界向左下增大

B. 心浊音界向右增大

C. 梨形心

D. 心界向两侧增大，并随体位而改变

E. 以上均不是

16. 瓣膜听诊区**错误**的是

A. 二尖瓣听诊区在心尖部

B. 主动脉瓣听诊区在胸骨右缘第 3、4 肋间

C. 肺动脉瓣听诊区在胸骨左缘第 2 肋间

D. 三尖瓣听诊区在胸骨下端左缘，即胸骨左缘第 4、5 肋间

E. 主动脉瓣第二听诊区在胸骨左缘第 3 肋间

17. 心房颤动的特点，**错误**的是

A. 心律绝对不规则　　　B. 第一心音强弱不等　　　C. 脉率大于心率

D. 可见于二尖瓣狭窄　　E. 可见于高血压、冠心病

18. 第一心音的听诊特点，**错误**的是

A. 音调较低钝　　　　　　　　　　　B. 强度较响

C. 历时较短　　　　　　　　　　　　D. 与心尖搏动同时出现

E. 在心尖部最响

19. 第二心音的听诊特点，**错误**的是

A. 音调较高　　　　B. 强度较弱　　　C. 历时较短

D. 与心尖搏动同步　　E. 在心底部最响

20. 第三心音出现的时期是

A. 等容收缩期　　　B. 等容舒张期　　　C. 心室快速充盈期

D. 心室收缩早期　　E. 心室射血期

21. 第三心音的听诊特点，**错误**的是

A. 轻而低调　　　　　　　　　　B. 持续时间短（约 0.04 秒）

C. 局限于心尖部或其内上方　　　D. 吸气时较清楚

E. 正常情况只在部分儿童和青少年中听到

22. 第一心音**不增强**的是

A. 二尖瓣狭窄　　　B. 主动脉瓣关闭不全　　　C. 高热

D. 贫血　　　　　　E. 甲状腺功能亢进症

23. 第二心音减弱可见于

A. 肺心病　　　　　　B. 房间隔缺损　　　C. 主动脉瓣狭窄

D. 三度房室传导阻滞　　E. 室间隔缺损

24. 肺动脉瓣区第二心音减弱见于

A. 房间隔缺损　　　B. 二尖瓣狭窄伴肺动脉高压　　　C. 室间隔缺损

D. 右束支传导阻滞　　E. 肺动脉瓣狭窄

25. 第二心音反常分裂见于
A. 室间隔缺损　　　　B. 肺动脉高压　　　　C. 动脉导管未闭
D. 肺动脉瓣狭窄　　　E. 主动脉瓣狭窄

26. 舒张早期奔马律的描述,**错误**的是
A. 是病理性的第三心音
B. 舒张早期奔马律的出现,提示有严重器质性心脏病
C. 舒张早期奔马律又称第三心音奔马律
D. 可见于健康儿童和青少年
E. 听诊音调低、强度弱

27. **不是**舒张早期奔马律产生原因或机制的是
A. 心室舒张期负荷过重
B. 心肌张力降低
C. 心室快速充盈期血液冲击心室壁引起震动
D. 二尖瓣关闭不全时最易出现
E. 常见于严重心功能不全

28. **不符合**开瓣音的是
A. 二尖瓣狭窄时可出现　　　　B. 音调高、短促
C. 声音呈拍击样　　　　D. 是瓣膜严重钙化标志
E. 为二尖瓣瓣叶弹性及活动尚好的间接指标

29. 动脉导管未闭的杂音性质是
A. 吹风样杂音　　　　B. 乐音样杂音
C. 隆隆样杂音　　　　D. 粗糙的机器声样杂音
E. 叹气样杂音

30. 递增型杂音见于
A. 二尖瓣狭窄　　　　B. 动脉导管未闭　　　　C. 室间隔缺损
D. 二尖瓣关闭不全　　E. 主动脉瓣关闭不全

31. 功能性杂音可见于
A. 二尖瓣关闭不全　　　　B. 主动脉瓣狭窄
C. 室间隔缺损　　　　D. 甲状腺功能亢进症
E. 二尖瓣狭窄

32. **不是**心脏杂音产生机制的是
A. 瓣膜口狭窄　　　　B. 瓣膜关闭不全　　　　C. 异常血流通道
D. 心腔异常结构　　　E. 血流减慢

33. 二尖瓣区产生器质性收缩期杂音的原因是
A. 发热　　　　B. 贫血　　　　C. 甲状腺功能亢进症
D. 二尖瓣关闭不全　　E. 以上均不是

34. **不符合**生理性收缩期杂音的是
A. 儿童、青少年多见　　B. 性质粗糙　　　　C. 强度≤2/6级
D. 时间短促　　　　E. 无震颤

35. **不符合器质性收缩期杂音的是**

A. 性质粗糙　　　　　　　　　　　　　　B. 持续时间较长、常为全收缩期

C. 常 ≥ 3/6 级　　　　　　　　　　　　　D. 3/6 级以上可伴有震颤

E. 传导局限

36. **器质性二尖瓣狭窄不出现**

A. 舒张期隆隆样杂音　　　　　　　　　　B. 开瓣音

C. 第一心音亢进　　　　　　　　　　　　D. S_2 分裂

E. Austin-Flint 杂音

37. **最能提示二尖瓣狭窄的是**

A. 开瓣音　　　　　　　　　　　　　　　B. 第一心音亢进

C. Graham-Steell 杂音　　　　　　　　　　D. 二尖瓣面容

E. 心尖部舒张期隆隆样杂音

38. **心脏杂音的描述，错误的是**

A. 杂音最响部位常与病变部位有关

B. 二尖瓣关闭不全的杂音向左腋下传导

C. 主动脉瓣狭窄的杂音向胸骨下方传导

D. 二尖瓣狭窄的隆隆样杂音局限于心尖区

E. 心动周期不同时期的杂音反映不同的病变

39. **二尖瓣器质性狭窄杂音的描述，错误的是**

A. 杂音粗糙,递增型舒张中、晚期杂音　　　B. 常伴震颤

C. 常有拍击性 S_1　　　　　　　　　　　D. 可有开瓣音

E. X 线心影呈主动脉型、左心室增大

40. **心包摩擦音的描述，错误的是**

A. 为心包脏层与壁层在心脏搏动时摩擦而产生

B. 音质粗糙、高音调、搔抓样

C. 在胸骨右缘第 3、4 肋间最响亮

D. 坐位前倾或呼气末更明显

E. 屏气时心包摩擦音仍存在

41. **脉搏骤起骤落,犹如潮水涨落,此种脉搏称为**

A. 重搏脉　　　　B. 水冲脉　　　　C. 交替脉　　　　D. 奇脉　　　　E. 迟脉

42. **吸气时脉搏明显减弱或消失,此种脉搏称为**

A. 重搏脉　　　　B. 水冲脉　　　　C. 交替脉　　　　D. 奇脉　　　　E. 迟脉

43. **节律规则而强弱交替的脉搏称为**

A. 重搏脉　　　　B. 水冲脉　　　　C. 交替脉　　　　D. 奇脉　　　　E. 迟脉

【B1 型题】

(44~45 题共用备选答案)

A. 左心室增大　　　　　　　　　　　　　B. 气胸

C. 先天性右位心　　　　　　　　　　　　D. 胸膜粘连、增厚

E. 严重肺气肿

44. 心尖搏动位置向健侧移位见于

45. 心尖搏动位置向左下移位见于

(46~47 题共用备选答案)

A. 左心室增大　　　　　　B. 气胸　　　　　　　C. 先天性右位心

D. 胸膜粘连、增厚　　　E. 严重肺气肿

46. 心尖搏动位置向患侧移位见于

47. 心尖搏动位于右侧与正常心尖搏动相对应位置的是

(48~49 题共用备选答案)

A. 胸骨左缘第 2 肋间收缩期震颤　　　　　B. 胸骨左缘第 3~4 肋间收缩期震颤

C. 胸骨左缘第 2 肋间连续性震颤　　　　　D. 心尖部舒张期震颤

E. 胸骨右缘第 2 肋间收缩期震颤

48. 主动脉瓣狭窄

49. 肺动脉瓣狭窄

(50~51 题共用备选答案)

A. 胸骨左缘第 2 肋间收缩期震颤　　　　　B. 胸骨左缘第 3~4 肋间收缩期震颤

C. 胸骨左缘第 2 肋间连续性震颤　　　　　D. 心尖部舒张期震颤

E. 胸骨右缘第 2 肋间收缩期震颤

50. 动脉导管未闭

51. 二尖瓣狭窄

(52~53 题共用备选答案)

A. 靴形心　　　　　　　　　　　　B. 胸骨右缘第 1、2 肋间浊音界增宽

C. 普大型心　　　　　　　　　　　D. 梨形心

E. 三角形烧瓶样心

52. 扩张型心脏病

53. 二尖瓣狭窄

(54~55 题共用备选答案)

A. 靴形心　　　　　　　　　　　　B. 胸骨右缘第 1,2 肋间浊音界增宽

C. 普大型心　　　　　　　　　　　D. 梨形心

E. 三角形烧瓶样心

54. 高血压性心脏病

55. 心包积液

(56~57 题共用备选答案)

A. 胸骨左缘第 2 肋间　　B. 胸骨右缘第 2 肋间　　C. 胸骨左缘第 3 肋间

D. 心尖区　　　　　　　E. 胸骨下端左缘

56. 二尖瓣区

57. 三尖瓣区

(58~59 题共用备选答案)

A. 胸骨左缘第 2 肋间　　　　　　　B. 胸骨右缘第 2 肋间

C. 胸骨左缘第 3 肋间　　　　　　　D. 心尖部

E. 胸骨下端左缘

58. 肺动脉瓣区

59. 主动脉瓣区

（60~61 题共用备选答案）

A. 收缩期菱形杂音　　　B. 舒张期隆隆样杂音　　　C. 舒张期叹气样杂音

D. 双期杂音　　　E. 连续性杂音

60. 二尖瓣狭窄

61. 主动脉瓣狭窄

（62~63 题共用备选答案）

A. 收缩期菱形杂音　　　B. 舒张期隆隆样杂音　　　C. 舒张期叹气样杂音

D. 双期杂音　　　E. 连续性杂音

62. 动脉导管未闭

63. 主动脉瓣关闭不全

（64~65 题共用备选答案）

A. 奇脉　　　B. 交替脉　　　C. 水冲脉

D. 短绌脉　　　E. 重搏脉

64. 甲状腺功能亢进症

65. 急性心肌梗死

（66~67 题共用备选答案）

A. 奇脉　　　B. 交替脉　　　C. 水冲脉

D. 短绌脉　　　E. 重搏脉·

66. 梗阻性肥厚型心脏病

67. 缩窄性心包炎

（68~69 题共用备选答案）

A. 水冲脉　　　B. 重搏脉　　　C. 交替脉

D. 奇脉　　　E. 无脉

68. 吸气时脉搏明显减弱或消失

69. 节律规则而强弱交替

（70~71 题共用备选答案）

A. 水冲脉　　　B. 重搏脉　　　C. 交替脉

D. 奇脉　　　E. 无脉

70. 脉搏消失

71. 脉搏骤起骤落

（72~73 题共用备选答案）

A. 二尖瓣狭窄　　　B. 二尖瓣关闭不全

C. 主动脉瓣狭窄　　　D. 主动脉瓣关闭不全

E. 左心衰竭

72. 胸骨右缘第 2 肋间闻及 3/6 级以上收缩期粗糙喷射性杂音,向颈部传导

73. 心尖区闻及隆隆样舒张期杂音,左侧卧位时更明显

(74~75 题共用备选答案)

A. 二尖瓣狭窄　　　　　　　　　B. 二尖瓣关闭不全

C. 主动脉瓣狭窄　　　　　　　　D. 主动脉瓣关闭不全

E. 左心衰竭

74. 主动脉瓣第二听诊区闻及叹气样、递减型、舒张期杂音,向胸骨左下方传导

75. 心尖区闻及 3/6 级以上响亮粗糙、音调较高的全收缩期吹风样杂音,向左腋下传导

(76~77 题共用备选答案)

A. 左心衰竭　　　　　　B. 右心衰竭　　　　　　C. 心包积液

D. 二尖瓣狭窄　　　　　E. 主动脉瓣关闭不全

76. 开瓣音见于

77. 靴形心见于

(78~79 题共用备选答案)

A. 左心衰竭　　　　　　　　　　B. 右心衰竭

C. 心包积液　　　　　　　　　　D. 二尖瓣狭窄

E. 主动脉瓣关闭不全

78. 心浊音界向两侧扩大,且随体位改变

79. 肝大、肝颈静脉回流征阳性

【B2 型题】

(80~83 题共用备选答案)

A. 二尖瓣狭窄　　　　B. 二尖瓣关闭不全　　　C. 主动脉瓣狭窄

D. 主动脉瓣关闭不全　E. 心包积液　　　　　　F. 左心衰竭

G. 右心衰竭　　　　　H. 三尖瓣狭窄　　　　　I. 三尖瓣关闭不全

J. 室间隔缺损

80. 男,45 岁,夜间阵发性呼吸困难 6 个月。口唇轻度发绀,心尖区触及舒张期震颤,叩诊心界呈梨形,心尖区闻及低调、隆隆样舒张中晚期杂音。其诊断是

81. 女,52 岁,心悸、呼吸困难 2 个月。心尖搏动明显减弱,心浊音界向两侧扩大,且随体位改变,心音弱而远。其诊断是

82. 男,60 岁,进行性劳力性呼吸困难 1 个月。端坐体位,交替脉,心尖区闻及舒张期奔马律,双侧肺底闻及对称性细小湿啰音。其诊断是

83. 女,54 岁,心悸、头部搏动感 4 个月。心尖搏动向左下移位,并呈抬举性搏动,有水冲脉及毛细血管搏动征,心界呈靴形,主动脉瓣第二听诊区闻及叹气样、递减型、舒张期杂音。其诊断是

【X 型题】

84. 心脏听诊的内容包括

A. 心率　　　　　　　B. 心律　　　　　　　C. 心音

D. 额外心音　　　　　E. 杂音

85. 心脏杂音产生的机制有

A. 血流加速　　　　　B. 瓣膜口狭窄　　　　C. 瓣膜关闭不全

D. 异常血流通道　　　E. 心脏异常结构

86. 生理性收缩期杂音的特点是

A. 儿童、青少年多见 B. 性质粗糙   C. 持续时间短促

D. 强度 ≥ 3/6 级   E. 传导局限

87. 二尖瓣器质性杂音的特点是

A. 杂音柔和,无震颤   B. 常有拍击性 S_1

C. 可有开瓣音   D. 常有心房颤动

E. X 线心影呈主动脉型,左心室增大

88. 关于血压测量方法的描述正确的是

A. 测量血压前 3 小时内禁烟、禁咖啡   B. 测量血压前休息至少 5 分钟

C. 病人肘部置于心脏同一水平   D. 气袖下缘在肘窝以上 4~6cm

E. 病人取坐位或仰卧位

89. 二尖瓣狭窄时出现的体征有

A. 二尖瓣面容   B. 梨形心   C. S_1 亢进

D. 开瓣音   E. 舒张期隆隆样杂音

90. 符合二尖瓣狭窄的体征有

A. 梨形心   B. 收缩期隆隆样杂音 C. 开瓣音

D. S_1 减弱   E. 收缩期喷射音

91. 二尖瓣关闭不全时出现的体征有

A. 心尖搏动向左下移位   B. S_1 常减弱

C. 常听到 S_3 D. 心尖部收缩期杂音

E. 心脏杂音向左腋下传导

92. 主动脉瓣狭窄的体征有

A. 心尖搏动向左下移位   B. 主动脉瓣区触及收缩期震颤

C. 主动脉瓣区舒张期喷射性杂音   D. 第一心音亢进

E. 第二心音亢进

93. 心包积液时可出现

A. 颈静脉怒张   B. 脉压减小   C. 奇脉

D. 肝大   E. 肝颈静脉回流征阳性

94. 心包积液者可有

A. 心尖搏动明显减弱 B. 心脏叩诊呈靴形 C. 心音遥远

D. 脉压增大   E. Ewart 征阳性

(二) 名词解释

1. 心尖搏动

2. 负性心尖搏动

3. 期前收缩

4. 钟摆律

5. 开瓣音

6. 奔马律

7. 水冲脉

8. 奇脉

(三) 填空题

1. 正常成人心尖搏动位于第 _____ 肋间,左锁骨中线内侧 _____ cm,搏动范围为 _____ cm(以直径计算)。

2. 心脏瓣膜听诊区通常有 5 个,分别为 _____ 、_____ 、_____ 、_____ 、_____ 。

3. 心脏听诊内容包括 _____ 、_____ 、_____ 、_____ 、_____ 、_____ 。

4. 心音按其在心动周期中出现的先后次序,依次命名为 _____ 、_____ 、_____ 和 _____ 。通常情况下,只能听到 _____ 、_____ 。_____ 可在部分青少年中闻及。如听到 _____ ,多属病理性。

5. 杂音产生的机制有 _____ , _____ , _____ , _____ , _____ , _____ 。

6. 杂音的听诊要点有 _____ , _____ , _____ , _____ , _____ 。

7. 正常成人脉率在安静、清醒的情况下为 _____ 次/分。

8. 水冲脉可见于 _____ 、_____ 、_____ 等疾病。

(四) 问答题

1. 杂音产生的机制有哪些?

2. 杂音的听诊要点有哪些?

3. 功能性与器质性收缩期杂音的鉴别要点有哪些?

4. 脉压增大时可发现到哪些血管体征?

5. 心前区常见的异常搏动的位置及临床意义有哪些?

6. 常见心脏震颤的部位、产生时期及临床意义是什么?

7. 如何鉴别第一心音与第二心音?

8. 舒张期奔马律与第三心音的鉴别。

三、参考答案

(一) 选择题

1. A	2. D	3. A	4. C	5. A
6. D	7. D	8. D	9. C	10. E
11. D	12. B	13. B	14. A	15. D
16. B	17. C	18. C	19. D	20. C
21. D	22. B	23. B	24. E	25. E
26. D	27. D	28. D	29. D	30. A
31. D	32. E	33. D	34. B	35. D
36. E	37. E	38. C	39. E	40. C
41. B	42. D	43. D	44. B	45. A
46. D	47. C	48. E	49. A	50. C
51. D	52. C	53. D	54. A	55. E
56. D	57. E	58. A	59. B	60. B
61. A	62. E	63. C	64. C	65. B

66. E	67. A	68. D	69. C	70. E
71. A	72. C	73. A	74. D	75. B
76. D	77. E	78. C	79. B	80. A
81. E	82. F	83. D	84. ABCDE	85. ABCDE
86. ACE	87. BCD	88. BCE	89. ABCDE	90. AC
91. ABCDE	92. AB	93. ABCDE	94. ACE	

(二) 名词解释

1. 心尖搏动　是由于心脏收缩时心脏摆动,心尖向前冲击前胸壁相应部位而形成的搏动。

2. 负性心尖搏动　心脏收缩时,心尖搏动内陷,称负性心尖搏动。见于粘连性心包炎或心包与周围组织广泛粘连等。

3. 期前收缩　是指在规则心律基础上,突然提前出现一次心跳,其后有一较长间歇。

4. 钟摆律　心肌严重病变时,第一心音失去原有性质且明显减弱,第二心音也弱,S_1、S_2 极相似,可形成"单音律"。当心率增快,收缩期与舒张期时限几乎相等时,听诊类似钟摆声,又称"钟摆律"或"胎心律",提示病情严重,如大面积急性心肌梗死和重症心肌炎等。

5. 开瓣音　开瓣音位于第二心音后 0.07 秒,见于二尖瓣狭窄而瓣膜尚柔软时。听诊特点为音调高、历时短促而响亮、清脆,呈拍击样,在心尖内侧较清楚。开瓣音的存在可作为二尖瓣瓣叶弹性及活动尚好的间接指标,是二尖瓣分离术适应证的重要参考条件。

6. 奔马律　是一种额外心音、发生在舒张期的三音心律,由于同时常存在的心率增快,额外心音与原有的 S_1、S_2 组成类似马奔跑时的蹄声,故称奔马律。奔马律是心肌严重损害的体征。

7. 水冲脉　是指脉搏骤起骤落,犹如潮水涨落。是由于周围血管扩张或存在分流、反流所致。

8. 奇脉　是指吸气时脉搏明显减弱或消失,系左室搏血量减少所致。常见于心脏压塞或心包缩窄时。

(三) 填空题

1. 5,0.5~1.0,2.0~2.5

2. 二尖瓣区,肺动脉瓣区,主动脉瓣区,主动脉瓣第二听诊区,三尖瓣区

3. 心率,心律,心音,额外心音,杂音,心包摩擦音

4. S_1,S_2,S_3,S_4,S_1,S_2,S_3,S_4

5. 血流加速,瓣膜口狭窄,瓣膜关闭不全,异常血流通道,心腔异常结构,大血管瘤样扩张

6. 最响部位和传导方向,心动周期中的时期,性质,强度与形态,体位、呼吸和运动对杂音的影响

7. 60~100

8. 甲状腺功能亢进,严重贫血,主动脉瓣关闭不全

(四) 问答题

1. 杂音产生的机制　血流加速,瓣膜口狭窄,瓣膜关闭不全,异常血流通道,心腔异常结构,大血管瘤样扩张。

2. 杂音的听诊要点　最响部位和传导方向,心动周期中的时期,性质,强度与形态,体

位、呼吸和运动对杂音的影响。

3. 功能性与器质性收缩期杂音的鉴别（表 3-13）

表 3-13 功能性与器质性收缩期杂音的鉴别

鉴别点	功能性	器质性
年龄	儿童、青少年多见	不定
部位	肺动脉瓣区和（或）心尖部	不定
性质	柔和、吹风样	粗糙、吹风样、高调
持续时间	短促	较长，常为全收缩期
强度	≤ 2/6 级	≥ 3/6 级
震颤	无	3/6 级以上常伴有
传导	局限	沿血流方向传导较远而广泛
心脏大小	正常	心房或心室增大

4. 脉压增大时可发现的血管体征 水冲脉、枪击音、Duroziez 双重杂音、毛细血管搏动征。

5. 心前区常见异常搏动位置及其临床意义（表 3-14）

表 3-14 心前区常见异常搏动位置及其临床意义

搏动位置	临床意义
胸骨左缘第 3、4 肋间	消瘦、右心室持久压力负荷增加所致的右心室肥厚
剑突下	腹主动脉搏动（消瘦者）、腹主动脉瘤、心脏垂位、右心室肥厚
胸骨右缘第 2 肋间	肺动脉高压、肺动脉扩张、正常青年人（体力活动或情绪激动时）
胸骨右缘第 2 肋间或胸骨上窝	升主动脉瘤、主动脉弓瘤、升主动脉及主动脉弓扩张、主动脉瓣关闭不全、贫血、甲状腺功能亢进症

6. 常见心脏震颤的部位、产生时期及临床意义（表 3-15）

表 3-15 常见心脏震颤的部位、产生时期及临床意义

部位	时期	临床意义
胸骨右缘第 2 肋间	收缩期	主动脉瓣狭窄
胸骨左缘第 2 肋间	收缩期	肺动脉瓣狭窄
胸骨左缘第 3、4 肋间	收缩期	室间隔缺损、肥厚型梗阻型心肌病
心尖部	舒张期	二尖瓣狭窄
胸骨左缘第 3、4 肋间	连续性	主动脉窦瘤破裂
胸骨左缘第 2 肋间及附近	连续性	动脉导管未闭

7. 鉴别第一心音与第二心音

区别 S_1 和 S_2 是心脏听诊最基本的技能,是确定收缩期、舒张期、额外心音和杂音时期以及与 S_1、S_2 关系的关键。S_1 和 S_2 的鉴别点为:① S_1 音调较低,持续时间长,在心尖部最响;S_2 音调高、持续时间短,在心底部最响。② S_1 至 S_2 的距离(收缩期)较 S_2 至下一心动周期 S_1 的距离(舒张期)短。③ S_1 与心尖搏动和颈动脉搏动同步或几乎同步。

8. 舒张早期奔马律与 S_3 鉴别(表 3-16)

表 3-16 舒张早期奔马律与 S_3 鉴别

鉴别点	舒张早期奔马律	第三心音 (S_3)
原发病	器质性心脏病	健康人
心率	心率快,多大于 100 次/分钟	多见于心跳缓慢时出现
心音间距	三个心音的间距大致相同	S_3 距 S_2 较近
心音性质	三个心音性质相近	三个心音不同
体位影响	不受体位影响	坐位或立位消失

(周菊芝)

第八节 腹部评估

一、学习目标与考纲精要

(一)学习目标

掌握腹部体表标志、腹部分区及其所包含的主要脏器,腹部膨隆和凹陷、腹壁静脉曲张的意义,腹部评估的方法与临床意义。

(二)考纲精要

1. 常用腹部体表标志、腹部四分区法和九分区法各区所含有的主要脏器。

2. 全腹膨隆的生理性和病理性意义,全腹凹陷的临床意义。

3. 腹壁静脉曲张的评估方法及其来源的辨别。

4. 腹部触诊的方法及要求,腹壁紧张度增强及意义。

5. 腹部压痛、反跳痛产生机制及意义。

6. 肝脏触诊的方法、注意事项,触诊肝脏时应注意的触诊内容。

7. 脾脏触诊的方法、脾大的测量方法。

8. 胆囊触诊方法、Murphy 征的评估方法及意义。

9. 肾脏触诊方法及触诊肾脏肿大、肾下垂的意义,肾脏及尿路疾病压痛点的位置及意义。

10. 正常腹部可触及的结构、异常肿块触诊的内容及意义。

11. 液波震颤产生的机制及意义、振水音产生的机制及意义。

12. 肝脏叩诊、胆囊叩诊的意义,胃泡鼓音区的位置及变化的意义,移动性浊音的产生机制及意义,腹水与巨大卵巢囊肿的鉴别。

13. 肠鸣音产生机制及变化的意义,血管杂音的意义。

二、自测训练题

(一)选择题

【A1 型题】

1. **不属于**腹部体表标志

A. 剑突　　　　B. 腹上角　　　　C. 腹中线　　　D. 腋前线　　　E. 腹直肌外缘

2. 腹部九区分法的右上腹部区域**不包含**

A. 肝右叶　　　　　B. 胰尾　　　　　　C. 胆囊

D. 结肠肝区　　　　E. 右肾

3. 腹壁出现紫纹见于

A. 胃肠穿孔　　　　B. 腹膜炎　　　　　C. 急性胰腺炎

D. 皮质醇增多症　　E. 肠梗阻

4. 关于蠕动波,**错误**的是

A. 胃梗阻时可见胃蠕动波　　　　　　　　B. 肠梗阻时可见肠蠕动波

C. 胃蠕动波从左向右　　　　　　　　　　D. 胃蠕动波不能从右向左

E. 以上都不是

5. **不出现**上腹部搏动的是

A. 正常人较瘦者　　B. 腹主动脉瘤　　　C. 肝血管瘤

D. 右心室增大　　　E. 上腔静脉阻塞

6. 蛙状腹最常见于

A. 肝硬化　　　　　B. 心力衰竭　　　　C. 缩窄性心包炎

D. 结核性腹膜炎　　E. 腹膜转移瘤

7. 板状腹常见于

A. 胃溃疡大出血　　B. 急性肠穿孔　　　C. 肠梗阻

D. 结核性腹膜炎　　E. 癌性腹膜炎

8. 标志着炎症波及壁腹膜的是

A. 腹壁紧张　　　　B. 腹部压痛　　　　C. 反跳痛

D. 逆蠕动波　　　　E. 以上都不是

9. **不可能**在正常时触到的腹部结构是

A. 腹直肌肌腹　　　B. 横结肠　　　　　C. 胃

D. 盲肠　　　　　　E. 乙状结肠

10. 腹壁静脉曲张,其血流方向向上,最可能的诊断为

A. 上腔静脉阻塞　　B. 下腔静脉阻塞　　C. 门静脉阻塞

D. 淋巴管阻塞　　　E. 部分老年人

11. 触诊肝脏质韧时,触之如

A. 口唇　　　B. 面颊　　　C. 鼻尖　　　D. 前额　　　E. 头顶

12. 腹膜刺激征是指

A. 全腹压痛　　　　B. 全腹膨隆、腹肌紧张　　C. 腹部反跳痛

D. 肠鸣音消失　　　　　E. 腹肌紧张、压痛、反跳痛

13. Courvoisier 征阳性见于

A. 胆囊炎　　　　　　B. 胆结石　　　　　　C. 肝硬化

D. 黄疸性肝炎　　　　E. 胰头癌

14. Murphy 征最有诊断价值的是

A. 急性胰腺炎　　　　B. 急性胆囊炎　　　　C. 急性胃穿孔

D. 胆石症　　　　　　E. 急性肝炎

15. 正常人腹部**不能**触及

A. 乙状结肠　　　　　B. 腰椎椎体　　　　　C. 盲肠

D. 胰腺　　　　　　　E. 横结肠

16. 胃泡鼓音区缩小**不见于**

A. 脾大　　　　　　　B. 左侧胸腔积液　　　C. 心包积液

D. 胃溃疡　　　　　　E. 以上都不是

17. 肝区叩诊浊音界增大**不可能**见于

A. 肝癌　　　　　　　B. 胃肠胀气　　　　　C. 肝炎

D. 肝淤血　　　　　　E. 多囊肝

18. 肝浊音界缩小见于

A. 急性肝炎　　　　　B. 急性肝坏死　　　　C. 肝癌

D. 肝脓肿　　　　　　E. 肝淤血

19. 充盈的膀胱与卵巢囊肿最有鉴别意义的体征是

A. 囊性感与实体感　　　　　　　　B. 有无移动性浊音

C. 触诊形态　　　　　　　　　　　D. 按之有无尿意

E. 排尿或导尿后肿块体积变化

20. 上腹部听到振水音时可见于

A. 胃溃疡　　　　　　　　　　　　B. 胃扩张

C. 急性胃炎　　　　　　　　　　　D. 慢性胃炎

E. 十二指肠球部溃疡

21. 急性弥漫性腹膜炎**不出现**

A. 视诊可见腹式呼吸减弱或消失

B. 触诊时全腹可触及腹肌紧张,压痛和反跳痛

C. 胃溃疡穿孔可出现板状腹

D. 叩诊可出现肝浊音界缩小或消失

E. 听诊时肠鸣音增强

22. 腹膜炎三联征为

A. 腹痛、腹肌紧张、压痛　　　　　B. 腹痛、腹肌紧张、反跳痛

C. 腹痛、压痛、反跳痛　　　　　　D. 腹肌紧张、压痛、反跳痛

E. 腹痛、腹肌紧张、腹水

23. 肝硬化时不出现

A. 蜘蛛痣　　　　　　B. Murphy 征阳性　　　C. 肝掌

D. 腹水　　　　　　　　E. 脾大

24. 肝硬化门静脉高压时**不出现**

A. 食管静脉曲张　　　　B. 胃底静脉曲张　　　　　C. 胸壁静脉曲张

D. 腹壁静脉曲张　　　　E. 痔静脉曲张

25. 急性阑尾炎时**不出现**

A. 腹痛　　　　　　　　　　　　　　B. McBurney 点压痛和反跳痛

C. 罗氏征阳性　　　　　　　　　　　D. 腰大肌征阳性

E. 移动性浊音阳性

26. 肠梗阻时**不出现**

A. 腹痛　　　　　　　　B. 呕吐　　　　　　　　　C. 腹胀

D. Courvoisier 征阳性　　E. 蠕动波

27. **不属于肠梗阻体征的是**

A. 肠型　　　　　　　　B. 蠕动波　　　　　　　　C. 腹肌紧张伴压痛

D. 肠鸣音亢进　　　　　E. 腹壁静脉曲张

【B1 型题】

(28~29 题共用备选答案)

A. 腹部平坦　　　　　　B. 全腹膨隆　　　　　　　C. 局部膨隆

D. 全腹凹陷　　　　　　E. 局部凹陷

28. 腹腔积液

29. 胃肠穿孔

(30~31 题共用备选答案)

A. 腹部平坦　　　　　　B. 全腹膨隆　　　　　　　C. 局部膨隆

D. 全腹凹陷　　　　　　E. 局部凹陷

30. 健康成年人

31. 炎性肿块

(32~33 题共用备选答案)

A. 腹部平坦　　　　　　B. 全腹膨隆　　　　　　　C. 局部膨隆

D. 全腹凹陷　　　　　　E. 局部凹陷

32. 结核病

33. 手术后腹壁瘢痕收缩

(34~35 题共用备选答案)

A. 紫纹　　　　　　　　　　　　　　B. 板状腹

C. 腹壁揉面感　　　　　　　　　　　D. Murphy 征阳性

E. Courvoisier 征阳性

34. 皮质醇增多症

35. 急性弥漫性腹膜炎

(36~37 题共用备选答案)

A. 紫纹　　　　　　　　　　　　　　B. 板状腹

C. 腹壁揉面感　　　　　　　　　　　D. Murphy 征阳性

E. Courvoisier 征阳性

36. 急性胆囊炎

37. 结核性腹膜炎

(38~39 题共用备选答案)

A. 肠蠕动波

B. 腹壁静脉曲张,其血流方向向下

C. 腹壁静脉曲张,其血流方向向上

D. 肝浊音界缩小

E. 腹壁柔韧感

38. 肠梗阻

39. 下腔静脉阻塞

(40~41 题共用备选答案)

A. 肠蠕动波

B. 腹壁静脉曲张,其血流方向向下

C. 腹壁静脉曲张,其血流方向向上

D. 肝浊音界缩小

E. 腹壁柔韧感

40. 上腔静脉阻塞

41. 癌性腹膜炎

(42~43 题共用备选答案)

A. 肝浊音界缩小　　　　B. Courvoisier 征阳性　　　C. 液波震颤

D. 板状腹　　　　E. 胃蠕动波

42. 胰头癌

43. 肝硬化

(44~45 题共用备选答案)

A. 肝浊音界缩小　　　　B. Courvoisier 征阳性　　　C. 液波震颤

D. 板状腹　　　　E. 胃蠕动波

44. 幽门梗阻

45. 腹腔内大量积液

(46~47 题共用备选答案)

A. 尖腹　　　　B. 舟状腹　　　　C. 蛙腹

D. 气腹　　　　E. Grey-Turner 征

46. 腹腔积液

47. 脱水者

(48~49 题共用备选答案)

A. 尖腹　　　　B. 舟状腹　　　　C. 蛙腹

D. 气腹　　　　E. Grey-Turner 征

48. 腹膜炎症

49. 胃肠穿孔

（50~51 题共用备选答案）

A. 肝浊音界上移   B. 肝浊音界下移   C. 肝浊音界扩大

D. 肝浊音界缩小   E. 肝浊音界消失

50. 急性胃肠穿孔

51. 右下肺不张

（52~53 题共用备选答案）

A. 肝浊音界上移   B. 肝浊音界下移   C. 肝浊音界扩大

D. 肝浊音界缩小   E. 肝浊音界消失

52. 肝硬化

53. 急性肝炎

（54~55 题共用备选答案）

A. 腹壁紧张度增加   B. 腹壁紧张度减低

C. 肝颈静脉回流征阳性   D. Courvoisier 征阳性

E. 振水音

54. 右心衰竭

55. 急性胃肠穿孔

（56~57 题共用备选答案）

A. 腹壁紧张度增加   B. 腹壁紧张度减低

C. 肝颈静脉回流征阳性   D. Courvoisier 征阳性

E. 振水音

56. 大量放腹水后

57. 幽门梗阻

（58~59 题共用备选答案）

A. 肠鸣音亢进   B. 肠鸣音减弱   C. 移动性浊音阳性

D. Murphy 征阳性   E. 肾区叩击痛阳性

58. 老年性便秘

59. 机械性肠梗阻

（60~61 题共用备选答案）

A. 肠鸣音亢进   B. 肠鸣音减弱   C. 移动性浊音阳性

D. Murphy 征阳性   E. 肾区叩击痛阳性

60. 大量腹水

61. 肾盂肾炎

（62~63 题共用备选答案）

A. 腹壁紧张度减低   B. 波动感   C. 压痛和反跳痛

D. 腹部包块   E. Murphy 征阳性

62. 急性腹膜炎

63. 胃癌

（64~65 题共用备选答案）

A. 腹壁紧张度减低   B. 波动感   C. 压痛和反跳痛

D. 腹部包块　　　　　E. Murphy 征阳性

64. 腹腔积液

65. 经产妇

【B2 型题】

(66~71 题共用备选答案)

A. 腹壁静脉曲张,其血流方向向上　　　B. 腹壁静脉曲张,其血流方向向下

C. 蜘蛛痣和肝掌　　　　　D. 腹壁揉面感

E. 肠蠕动波　　　　　F. 板状腹

66. 上腔静脉阻塞

67. 下腔静脉阻塞

68. 肝硬化

69. 肠梗阻

70. 消化性溃疡急性穿孔

71. 结核性腹膜炎

【X 型题】

72. 全腹膨隆见于

A. 肥胖　　　　　B. 足月妊娠　　　　　C. 大量腹水

D. 腹内积气　　　　　E. 巨大卵巢囊肿

73. 腹式呼吸减弱见于

A. 腹膜炎症　　　　　B. 腹水　　　　　C. 腹腔内巨大肿物

D. 男性及小儿　　　　　E. 胸腔积液

74. 腹壁静脉曲张见于

A. 上腔静脉阻塞　　　　　B. 下腔静脉阻塞　　　　　C. 皮肤白皙的人

D. 腹腔巨大肿物　　　　　E. 门静脉高压

75. 符合门静脉高压腹壁静脉曲张的是

A. 血流方向均向上

B. 血流方向均向下

C. 静脉曲张大部分在脐以下腹壁

D. 脐周静脉曲张明显

E. 脐以上静脉血流方向向上,脐以下静脉血流方向向下

76. 腹部触诊出现揉面感应考虑为

A. 急性胃炎　　　　　B. 结核性腹膜炎　　　　　C. 肠穿孔

D. 肠结核　　　　　E. 癌性腹膜炎

77. 腹肌紧张度增加见于

A. 胃穿孔　　　　　B. 急性胆囊炎　　　　　C. 急性阑尾炎

D. 结核性腹膜炎　　　　　E. 腹膜癌

78. 腹膜刺激征包括

A. 腹肌紧张　　　　　B. 压痛　　　　　C. 振水音

D. 肠鸣音亢进　　　　　E. 反跳痛

79. 腹壁紧张度减低见于

A. 慢性消耗性疾病　　　B. 大量放腹水后　　　C. 经产妇

D. 老年体弱者　　　　　E. 脱水病人

80. 肝脏触诊的描述正确的是

A. 病人取仰卧位

B. 病人两膝关节屈曲,腹壁放松

C. 护士站立于病人右侧

D. 常采用单手或双手触诊

E. 正常成人的肝脏一般在肋缘下触不到

81. 脾大可见于

A. 慢性肝炎　　　　　B. 伤寒　　　　　C. 急性疟疾

D. 淋巴瘤　　　　　　E. 肝硬化

82. 肾脏触诊的描述,正确的是

A. 病人可采取平卧位　　　　　　　　　B. 病人可采取立位

C. 护士站立于病人右侧　　　　　　　　D. 一般采用双手触诊法

E. 正常人肾脏一般不易触及

83. 关于肾脏和尿路疾病压痛点,正确的是

A. 季肋点位于第 8 肋骨前端

B. 上输尿管点位于脐水平线上腹直肌外缘

C. 中输尿管点位于髂前上棘水平腹直肌外缘

D. 肋脊点位于背部第 10 肋骨与脊柱的交角顶点

E. 肋腰点位于第 12 肋骨与腰肌外缘的交角顶点

84. 叩诊确定肝上界时体表标志是

A. 右锁骨中线　　　　B. 前正中线　　　　C. 右腋中线

D. 右腋后线　　　　　E. 右肩胛线

85. 肝浊音界扩大见于

A. 肝脓肿　　　　　　B. 肝炎　　　　　C. 肝淤血

D. 急性肝坏死　　　　E. 胃肠胀气

86. 腹部叩诊能确定正常大小的有

A. 肝　　　　　　　　B. 胆囊　　　　　C. 脾

D. 肾　　　　　　　　E. 胃

87. **不会**出现肠鸣音活跃的是

A. 急性胃肠炎　　　　B. 服泻药后　　　　C. 低血钾

D. 胃肠道大出血　　　E. 胃肠动力低下

88. 肠鸣音消失见于

A. 急性胃肠炎　　　　B. 服泻药后　　　　C. 急性腹膜炎

D. 麻痹性肠梗阻　　　E. 胃肠道大出血

89. 腹膜炎三联征包括

A. 腹肌紧张　　　　　B. 压痛　　　　　C. 黄疸

D. 反跳痛　　　　　　　E. 腹水

(二) 名词解释

1. 蛙腹

2. 舟状腹

3. 胃型

4. 肠型

5. 板状腹

6. 移动性浊音

(三) 填空题

1. 腹部评估常用的分区法有 2 种,即 _____ 区法和 _____ 区法。

2. 全腹膨隆常见的病理原因有 _____ 、 _____ 、 _____ ,全腹凹陷常见于 _____ 和 _____ 。

3. 正常男性及小儿以 _____ 呼吸为主,成年女性以 _____ 呼吸为主。

4. 触及肝脏时,应描述: _____ 、 _____ 、 _____ 、 _____ 、 _____ 、 _____ 、 _____ 。

5. 临床上(深吸气时)常将脾大分为三度,轻度大为 _____ ,中度大为 _____ ,高度大为 _____ 。

6. 正常人腹部可触到右肾下极及肝下缘,还可触到的结构有 _____ 、第 _____ 腰椎椎体及骶骨岬、 _____ 、 _____ 、 _____ 。

7. 触到腹部异常肿块时需注意: _____ 、 _____ 、 _____ 、 _____ 、 _____ 、 _____ 。

8. 正常脾浊音界在左腋中线第 _____ 肋之间,其长度约为 _____ cm,前方不超过 _____ 。

9. 正常肠鸣音大约 _____ 次 / 分,超过 _____ 次 / 分称肠鸣音活跃,如持续听诊 _____ 分钟未听到肠鸣音,称肠鸣音消失。

(四) 问答题

1. 腹部检查常用的分区法有哪两种? 这两种方法各如何分区?

2. 触及肝脏时,应详细描述哪些内容?

3. 腹部触到异常肿块时应注意哪些事项?

4. 全腹膨隆的临床意义是什么?

5. 腹部常用压痛点及其临床意义。

6. 巨大卵巢囊肿与腹水的鉴别。

三、参考答案

(一) 选择题

1. D	2. B	3. D	4. D	5. E
6. A	7. B	8. C	9. C	10. B
11. C	12. E	13. E	14. B	15. D
16. D	17. B	18. B	19. E	20. B

21. E	22. D	23. B	24. C	25. E
26. D	27. E	28. B	29. B	30. A
31. C	32. D	33. E	34. A	35. B
36. D	37. C	38. A	39. A	40. B
41. E	42. B	43. A	44. B	45. C
46. C	47. B	48. A	49. D	50. E
51. A	52. D	53. C	54. C	55. A
56. B	57. E	58. B	59. A	60. C
61. E	62. C	63. D	64. B	65. A
66. B	67. A	68. C	69. E	70. F
71. D	72. ABCDE	73. ABC	74. ABE	75. DE
76. BE	77. ABCDE	78. ABE	79. ABCDE	80. ABCDE
81. ABCDE	82. ABCDE	83. BCE	84. ACE	85. ABC
86. AC	87. CE	88. CD	89. ABD	

(二) 名词解释

1. 蛙腹 当腹腔内有大量积液时,平卧位时腹壁松弛,液体下沉于腹腔两侧,致腹部扁而宽,称为蛙腹。

2. 舟状腹 病人仰卧时前腹壁明显低于肋缘与耻骨联合的平面,严重时前腹壁凹陷几乎贴近脊柱,肋弓、髂嵴和耻骨联合显露,使腹外形如舟状,称舟状腹。

3. 胃型 胃梗阻时,梗阻近端的胃饱满而隆起,可显出胃的轮廓,称为胃型。

4. 肠型 肠道梗阻时,梗阻近端的肠段饱满而隆起,可显出肠的轮廓,称为肠型。

5. 板状腹 急性弥漫性腹膜炎时,因腹膜受刺激而引起腹肌痉挛、腹壁明显紧张,甚至强直硬如木板,称板状腹。

6. 移动性浊音 因体位不同而出现浊音区变动的现象称移动性浊音。

(三) 填空题

1. 四,九

2. 腹腔积液,腹内积气,腹内巨大肿块;消瘦,脱水者

3. 腹式,胸式

4. 大小、质地、边缘和表面状态、压痛、搏动、肝区摩擦感、肝震颤

5. 脾缘不超过肋下 2cm;超过 2cm,在脐水平线以上;超过脐水平线或前正中线

6. 腹直肌肌腹及腱划,L_4~L_5,乙状结肠粪块,横结肠,盲肠

7. 部位,大小,形态,质地,压痛,搏动,移动度

8. 9~11,4~7,腋前线

9. 4~5,10,3~5

(四) 问答题

1. 四区分法和九区分法 四区分法是通过脐划一水平线与一垂直线,两线相交将腹部分为四区;九区分法是由两侧肋弓下缘连线和两侧髂前上棘连线为两条水平线,左右髂前上棘至腹中线连线的中点为两条垂直线,四线相交将腹部划分为九区。

2. 肝脏触诊的内容(表 3-17)

表 3-17 肝脏触诊的内容

项目	内 容
大小	肝是否肿大及程度,是否是肝下移。正常人肝脏触不到,但腹壁松软的瘦长体型者可在深吸气时于肋弓下触及肝下缘,但小于 1cm;剑突下也可触及,但小于 3cm(腹上角较锐者,小于 5cm)
质地	肝脏质地可分为 3 种:①质软:触之如口唇。②质韧:触之如鼻尖。③质硬:触之如前额。正常肝脏质地柔软,不同肝脏疾病的质地可有变化
表面及边缘	表面是否光滑、有无结节,边缘是否整齐及厚薄。正常肝脏表面光滑、边缘整齐、厚薄一致
压痛	正常肝脏无压痛,肝大时因包膜受到牵拉或肝包膜因炎症反应,肝脏有压痛或触痛
搏动	正常肝脏及因炎症、肿瘤等引起的肝大不伴有搏动。当肝大压迫腹主动脉或右心室增大到向下挤压肝脏时,可出现肝脏搏动
肝区摩擦感	正常肝脏无摩擦感。肝周围炎时,肝包膜和邻近的腹膜可因纤维素性渗出物而变粗糙,二者相互摩擦所产生的振动可用手感知

3. 触诊腹部包块的内容(表 3-18)

表 3-18 触诊腹部包块的内容

内容	评 价
部位	某些部位的包块常来源于该部位的脏器,但有些包块可在腹腔内游走,部位不定
大小	凡触及包块均应测量其大小(上下径、左右径、前后径)
形态	应注意包块的形状、轮廓、边缘和表面状态。规则圆形、表面光滑的包块多为良性,以囊肿、淋巴结居多;不规则、表面凹凸不平且坚硬者多为恶性肿瘤、炎性肿物或结核性包块
质地	实质性:质地柔软、中等硬度或坚硬多见于肿瘤、炎症或结核。囊性:质地柔软,多为囊肿或脓肿
压痛	有明显压痛的包块多为炎性包块,无痛性包块多为肿瘤性
移动度	随呼吸而上下移动的包块多为肝、脾、肾、胃或其肿物;移动度大的包块多为带蒂肿物或游走的脏器;局部炎性包块、脓肿及腹膜后壁的肿瘤一般不能移动

4. 全腹膨隆的临床意义 全腹隆起呈球形或椭圆形,除了见于生理状况,如肥胖、足月妊娠外,还可见于病理情况。①腹腔积液:平卧时腹壁松弛,液体下沉于腹腔两侧,致使腹部扁平而宽,称为蛙腹,且腹部外形随着体位变化而改变。腹腔积液常见于肝硬化门脉高压症、结核性腹膜炎、心力衰竭等。腹膜有炎症或肿瘤浸润时,腹部呈尖凸型,称为尖腹。②腹内巨大包块:巨大的卵巢囊肿、畸胎瘤等。③腹内积气:各种原因的肠梗阻或肠麻痹。④气腹:胃肠穿孔、治疗性人工气腹等。

5. 腹部常用压痛点及临床意义(表 3-19)

表 3–19 腹部常用压痛点及临床意义

压痛点	部位	临床意义
胆囊点	右锁骨中线与肋缘交界处	胆囊病变
McBurney 点	脐与右髂前上棘连线的中、外 1/3 交界处	阑尾病变
季肋点	第 10 肋前端	肾脏病变
肋脊点	第 12 肋骨与脊柱的交角 (肋脊角) 的顶点	肾盂肾炎、肾结石、肾结核、肾脓肿
肋腰点	第 12 肋骨与腰肌外缘夹角的顶点	肾盂肾炎、肾结石、肾结核、肾脓肿
上输尿管点	脐水平的腹直肌外缘	输尿管结石、结核或炎症
中输尿管点	髂前上棘水平的腹直肌外缘	输尿管结石、结核或炎症

6. 巨大卵巢囊肿与腹水的鉴别（表 3–20）

表 3–20 巨大卵巢囊肿与腹水的鉴别

鉴别点	巨大卵巢囊肿	腹水
浊音区	仰卧位常在腹中部	仰卧位在腹两侧
鼓音区	仰卧位常在腹两侧	仰卧位在腹中部
移动性浊音	无	有
尺压实验	阳性（硬尺压在腹壁上，硬尺发生节奏性跳动）	阴性

第九节　肛门、直肠和生殖器评估

一、学习目标与考纲精要

(一) 学习目标

1. 掌握肛门直肠评估的方法、体位，肛门指诊的方法及意义。

2. 熟悉外生殖器评估方法及其异常的临床意义。

3. 了解女性内生殖器评估的内容及意义。

(二) 考纲精要

1. 包皮过长、包茎的临床意义，阴茎头、阴茎颈评估的内容及意义，男性尿道口的评估方法及意义。

2. 阴囊皮肤及外形变化及其临床意义，精索、睾丸评估方法及其改变的临床意义。

3. 女性外生殖器变化及其临床意义。

4. 肛门、直肠评估常用的体位，肛门、直肠常见的病变及其临床意义。

5. 肛门指诊的方法及临床意义。

二、自测训练题

(一) 选择题

【A1 型题】

1. 对诊断梅毒有重要价值的是
A. 阴茎头暗红色溃疡
B. 阴茎头菜花状改变
C. 阴茎颈处单个椭圆形质硬溃疡
D. 阴茎淡红色小丘疹融合成蕈状、乳突状突起
E. 以上都不是

2. 应考虑为尖锐湿疣的是
A. 阴茎软有硬结
B. 阴茎头有单个椭圆形质硬溃疡
C. 阴茎头有暗红色溃疡
D. 阴茎头有菜花状改变
E. 阴茎淡红色小丘疹融合成蕈状、乳突状突起

3. 阴囊透光试验阳性见于
A. 阴囊象皮肿
B. 阴囊鞘膜积液
C. 阴囊疝
D. 睾丸肿瘤
E. 以上都不是

4. 丝虫病引起的淋巴管炎或淋巴结阻塞可致
A. 阴囊湿疹
B. 阴囊水肿
C. 阴囊象皮肿
D. 阴囊疝
E. 鞘膜积液

5. 儿童期阴茎过长呈成人型见于
A. 垂体功能不全
B. 性腺功能不全
C. 性早熟
D. 睾丸间质细胞瘤
E. 以上都不是

6. 精索有挤压痛且局部皮肤红肿多见于
A. 输精管结核
B. 急性精索炎
C. 血丝虫病
D. 精索静脉曲张
E. 以上都不是

7. 睾丸急性肿痛且有明显压痛见于
A. 急性睾丸炎
B. 睾丸结核
C. 睾丸肿瘤
D. 睾丸萎缩
E. 精索静脉曲张

8. 适用于评估盆腔脏器和病变的是
A. 肘膝位
B. 左侧卧位
C. 仰卧位或截石位
D. 蹲位
E. 以上都不是

9. 最适用于评估前列腺的体位是
A. 左侧卧位
B. 仰卧位
C. 截石位
D. 蹲位
E. 肘膝位

【B1 型题】

(10~11 题共用备选答案)
A. 精索呈柔软的索状,无压痛
B. 精索呈串珠状肿胀
C. 精索有挤压痛且局部有皮肤红肿
D. 精索靠近附睾处有硬结

E. 精索有蚯蚓团样感

10. 输精管结核

11. 精索静脉曲张

(12~13 题共用备选答案)

A. 肘膝位　　　　　B. 左侧卧位　　　　　C. 仰卧位

D. 截石位　　　　　E. 蹲位

12. 适用于前列腺、精囊及内镜评估的是

13. 适用于直肠脱出、内痔及直肠息肉评估的是

(14~15 题共用备选答案)

A. 直肠剧烈触痛

B. 直肠触痛伴有波动感

C. 直肠内触及柔软、光滑而有弹性的包块

D. 直肠内触及坚硬凹凸不平的包块

E. 指诊后指套带有黏液、脓液或血块

14. 直肠周围脓肿

15. 直肠息肉

【X 型题】

16. 睾丸萎缩可见于

A. 淋病　　　　　　　　　　　　B. 流行性腮腺炎后遗症

C. 外伤后遗症　　　　　　　　　D. 精索静脉曲张

E. 急性睾丸炎

17. 肛门、直肠评估常用的体位是

A. 肘膝位　　　　　B. 左侧卧位　　　　　C. 仰卧位

D. 截石位　　　　　E. 蹲位

18. 蹲位最适用于评估

A. 直肠脱出　　　　B. 盆腔病变　　　　　C. 内痔

D. 前列腺　　　　　E. 直肠息肉

(二) 名词解释

1. 包皮

2. 包茎

3. 包皮过长

4. 阴囊象皮肿

5. 隐睾症

(三) 填空题

1. 评估尿道口应注意有无 _____ 、_____ 及 _____ 。

2. 评估睾丸应注意其 _____ 、_____ 、_____ 及 _____ 等。

3. 阴道评估时应注意其 _____ ,有无 _____ 、_____ 、_____ 、_____ 及 _____ 情况等。

4. 肛门、直肠评估常见的体位是 _____ 、_____ 、_____ 、_____ 。

(四) 问答题

1. 直肠指诊的异常变化及意义。

2. 肛门与直肠评估常用的体位及意义?

三、参考答案

(一) 选择题

1. C	2. E	3. B	4. C	5. C
6. B	7. A	8. C	9. E	10. B
11. E	12. A	13. E	14. B	15. C
16. BCD	17. ABCDE	18. ACE		

(二) 名词解释

1. 包皮　阴茎的皮肤在阴茎颈前向内翻转覆盖于阴茎表面称为包皮。

2. 包茎　翻起包皮后应露出阴茎头,若翻起后仍不能露出尿道外口或阴茎头者称为包茎。

3. 包皮过长　若包皮长度超过阴茎头,但翻起后能露出尿道口或阴茎头,称为包皮过长。

4. 阴囊象皮肿　阴囊皮肤水肿粗糙、增厚如象皮样,称为阴囊象皮肿。

5. 隐睾症　阴囊触诊未触及睾丸,而在腹股沟管、阴茎根部、会阴部等处触到睾丸,称为隐睾症。

(三) 填空题

1. 红肿,分泌物,溃疡

2. 大小,形状,硬度,有无触压痛

3. 紧张度,瘢痕,肿块,分泌物,出血,子宫颈

4. 肘膝位,坐侧卧位,仰卧位或截石位,蹲位

(四) 问答题

1. 直肠指诊的变化及意义(表 3-21)

表 3-21　直肠指诊的变化及意义

变化	意义
直肠剧烈触痛	感染、肛裂
触痛伴波动感	肛门、直肠周围脓肿
直肠内触及柔软、光滑而有弹性的包块	直肠息肉
触及凹凸不平的包块	直肠癌
指套表面带有黏液、脓血或血液	可能为感染,应取粪便镜检或做细菌学检查

2. 肛门与直肠评估常用的体位及意义(表 3-22)

表 3-22 肛门与直肠评估常用的体位及意义

体位	特点	意义
肘膝位	两肘关节屈曲置于检查台上,胸部尽量靠近检查台,两膝关节屈曲成直角跪于检查台上,臀部抬高	评估前列腺、精囊及内镜检查
左侧卧位	取左侧卧位,右下肢向腹部屈曲,左下肢伸直,臀部靠近检查台右边,护士位于病人的背后进行评估	评估病重、年老体弱或女性病人
仰卧位或截石位	仰卧于检查台上,臀部垫高,两下肢屈曲、抬高并外展	评估重症体弱病人、膀胱直肠窝,也可进行直肠双合诊
蹲位	下蹲呈排大便的姿势,屏气向下用力	评估直肠脱出、内痔及直肠息肉

（刘成玉）

第十节　脊柱与四肢评估

一、学习目标与考纲精要

(一) 学习目标

1. 掌握脊柱压痛与叩击痛的评估方法及意义,掌握四肢与关节运动、形态异常的意义。

2. 熟悉脊柱评估的特殊试验及其意义。

3. 了解脊柱生理性弯曲以及病理性弯曲的意义,脊柱正常活动度及其活动受限的意义。

(二) 考纲精要

1. 脊柱前凸、脊柱后凸的原因,脊柱活动受限常见的原因。

2. 脊柱压痛评估方法及意义。

3. 颈椎、腰骶椎评估的特殊试验及意义。

4. 肩关节、肘关节外形、运动异常的意义。

5. 腕关节及手的外形、运动异常的病因及意义。

6. 髋关节异常所致的异常步态及意义,髋关节畸形的意义。

7. 膝关节、踝关节和足畸形的意义,膝关节评估的特殊试验的评估方法及意义。

二、自测训练题

(一) 选择题

【A1 型题】

1. 特征性胸椎下段及腰椎成角畸形见于

A. 佝偻病　　　　　B. 脊柱结核　　　　　C. 强直性脊柱炎

D. 脊柱退行性变　　　E. 脊椎骨软骨炎

2. 胸腰椎后凸曲线增大,造成胸椎明显后凸,形成驼背,最常见于

A. 佝偻病　　　　　B. 脊柱结核　　　　　C. 强直性脊柱炎

D. 脊柱退行性变　　　E. 脊柱压缩性骨折

3. 青少年胸段下部均匀后凸见于

A. 佝偻病　　　　　B. 脊柱结核　　　　　C. 强直性脊柱炎

D. 脊柱退行性变　　E. 脊椎骨软骨炎

4. 脊柱后凸多发生于

A. 胸段　　　　　　B. 胸腰段　　　　　　C. 腰段

D. 骶椎　　　　　　E. 腰骶段

5. 脊柱前凸多发生于

A. 胸椎　　　　　　B. 胸腰段　　　　　　C. 腰椎

D. 骶椎　　　　　　E. 腰骶段

6. 坐位时胸椎呈均匀性后弯,仰卧位时弯曲消失见于

A. 脊椎结核　　　　B. 强直性脊柱炎　　　C. 脊柱退行性变

D. 佝偻病　　　　　E. 脊椎骨软骨炎

7. 脊柱器质性侧凸的原因**不包括**

A. 肩部或胸廓畸形　B. 慢性肥厚粘连　　　C. 先天性脊柱发育不全

D. 坐骨神经性侧凸　E. 肌肉麻痹

8. 脊柱姿势性侧凸的原因**不包括**

A. 儿童发育期坐、立姿势不良　　　　B. 代偿性侧凸

C. 坐骨神经性侧凸　　　　　　　　　D. 脊髓灰质炎后遗症

E. 胸廓畸形

9. 方肩见于

A. 肩关节脱位　　　B. 先天性肩胛高耸症　C. 脊柱侧弯

D. 锁骨骨折　　　　E. 外伤性肩锁关节脱位

10. 肩部突出畸形如戴肩章状见于

A. 先天性肩胛高耸症　B. 脊柱侧弯　　　　C. 肩关节脱位

D. 三角肌萎缩　　　　E. 外伤性肩锁关节脱位

11. 两侧肩关节一高一低,形成颈短肩耸见于

A. 先天性肩胛高耸症　　　　　　　　B. 肩关节脱位

C. 三角肌萎缩　　　　　　　　　　　D. 外伤性肩锁关节脱位

E. 以上都不是

12. 肩关节外展开始即痛,但仍可外展见于

A. 肱骨骨折　　　　B. 锁骨骨折　　　　　C. 肩锁关节脱位

D. 肩肱关节脱位　　E. 肩关节炎

13. 肩关节轻微外展即感疼痛可见于

A. 肩关节炎　　　　B. 锁骨骨折　　　　　C. 肩肱关节脱位

D. 肩锁关节脱位　　E. 以上都不是

14. 腕垂症见于

A. 桡神经损伤　　　B. 正中神经损伤　　　C. 尺神经损伤

D. colles 骨折　　　E. 缺铁性贫血

15. 猿掌见于

A. 桡神经损伤   B. 正中神经损伤   C. colles 骨折

D. 尺神经损伤   E. 慢性肺脓肿

16. 爪形手见于

A. 桡神经损伤   B. 正中神经损伤   C. 尺神经损伤

D. colles 骨折   E. 缺铁性贫血

17. 手的餐叉样畸形见于

A. 桡神经损伤   B. 正中神经损伤   C. 尺神经损伤

D. colles 骨折   E. 慢性肺脓肿

18. X 形腿见于

A. 佝偻病   B. 小儿麻痹后遗症   C. 膝关节结核

D. 髋关节脱位   E. 股骨头无菌性坏死

19. O 形腿见于

A. 膝关节结核   B. 小儿麻痹症后遗症   C. 佝偻病

D. 股骨头无菌性坏死   E. 髋关节脱位

20. 小儿麻痹后遗症出现

A. 扁平足   B. 马蹄足   C. 足内翻

D. 足外翻   E. 高弓足

21. 跟足畸形见于

A. 跟腱痉挛   B. 腓总神经麻痹   C. 小腿三头肌麻痹

D. 小儿麻痹后遗症   E. 胫前胫后肌麻痹

【B1 型题】

(22~23 题共用备选答案)

A. 坐位时胸段呈明显均匀性向后弯曲,仰卧位时弯曲可消失

B. 胸椎下段和腰椎成角畸形

C. 脊椎胸段呈弧形或弓形后凸

D. 胸腰椎后凸曲线增大,形成驼背

E. 青少年胸段下部均匀性后凸

22. 脊柱结核

23. 强直性脊柱炎

(24~25 题共用备选答案)

A. 肩关节外展开始即痛,但仍可外展

B. 肩关节轻微外展即感疼痛

C. 搭肩试验阳性

D. 肱骨结节压痛

E. 肱骨大结节压痛

24. 肩关节脱位可有

25. 冈上肌腱损伤

(26~27 题共用备选答案)

A. 腕垂症   B. 猿掌   C. 爪形手

D. 餐叉样畸形　　　　　E. 杵状指

26. 正中神经损伤可出现

27. colles 骨折可出现

(28~29 题共用备选答案)

A. 膝外伤　　　　　B. 膝内翻　　　　　C. 膝反张

D. 肌萎缩　　　　　E. 膝关节匀称性肿胀,双侧膝眼消失并突出

28. 膝关节积液

29. 膝关节结核

(30~31 题共用备选答案)

A. 足外翻　　　　　B. 足内翻　　　　　C. 跟足畸形

D. 马蹄足　　　　　E. 高弓足

30. 胫前胫后肌麻痹

31. 腓总神经麻痹

【X 型题】

32. 脊柱后凸常见的原因有

A. 佝偻病　　　　　B. 脊柱结核　　　　　C. 强直性脊柱炎

D. 脊柱退行性病变　　E. 脊柱压缩性骨折

33. 脊柱前凸常见的原因有

A. 晚期妊娠　　　　B. 脊椎骨软骨炎　　　　C. 大量腹水

D. 脊椎结核　　　　E. 腹腔巨大肿瘤

34. 脊柱侧凸可分为

A. 颈段侧凸　　　　B. 腰段侧凸　　　　C. 胸段侧凸

D. 胸腰段联合侧凸　　E. 骶段侧凸

35. 姿势性脊柱侧凸的原因有

A. 儿童发育期坐姿不良　　　　　B. 儿童发育期立姿不良

C. 代偿性侧凸　　　　　　　　　D. 坐骨神经性侧凸

E. 脊髓灰质炎后遗症

36. 器质性脊柱侧凸的原因有

A. 先天性脊柱发育不全　　　　　B. 肌肉麻痹

C. 营养不良　　　　　　　　　　D. 肩部及胸廓畸形

E. 慢性胸膜肥厚粘连

37. 脊柱腰椎段活动受限常见于

A. 腰部肌纤维织炎及韧带受损　　B. 胸椎椎管狭窄

C. 腰椎间盘突出　　　　　　　　D. 腰椎结核或肿瘤

E. 腰椎骨折或脱位

38. 脊柱颈椎段活动受限常见于

A. 颈部肌纤维织炎　　　　　　　B. 颈部韧带受损

C. 颈椎病　　　　　　　　　　　D. 颈椎结核或肿瘤浸润

E. 颈椎外伤、骨折或关节脱位

39. 脊柱叩击痛的常见原因有

A. 腰背肌纤维织炎　　　　B. 腰背肌纤维劳损　　　　C. 脊柱结核

D. 脊柱骨折　　　　　　　E. 椎间盘突出

40. 方肩可见于

A. 肩关节脱位　　　　　　B. 先天性肩胛高耸症　　　C. 脊柱侧弯

D. 三角肌萎缩　　　　　　E. 外伤性肩锁关节脱位

41. 两肩一高一低,形成颈短耸肩,常见于

A. 外伤性肩锁关节脱位　　B. 肩关节脱位　　　　　　C. 三角肌萎缩

D. 先天性肩胛高耸症　　　E. 脊柱侧弯

42. 匙状甲常见于

A. 缺铁性贫血　　　　　　B. 高原疾病　　　　　　　C. 风湿热

D. 甲癣　　　　　　　　　E. 尺神经损伤

43. 杵状指常见于

A. 慢性肺脓肿　　　　　　　　　　　　　B. 支气管扩张症

C. 肝硬化　　　　　　　　　　　　　　　D. 发绀型先天性心脏病

E. 支气管肺癌

44. 爪形手可见于

A. 桡神经损伤　　　　　　B. 正中神经损伤　　　　　C. 尺神经损伤

D. 进行性肌萎缩　　　　　E. colles 骨折

45. 疼痛性跛行见于

A. 髋关节结核　　　　　　B. 暂时性滑膜炎　　　　　C. 股骨头无菌性坏死

D. 小儿麻痹后遗症　　　　E. 化脓性髋关节炎

46. 鸭步见于

A. 先天性双侧髋关节脱位　　　　　　　　B. 髋内翻

C. 双侧臀中、小肌麻痹　　　　　　　　　D. 化脓性髋关节炎

E. 髋关节结核

47. 膝反屈畸形见于

A. 小儿麻痹后遗症　　　　B. 膝关节结核　　　　　　C. 佝偻病

D. 化脓性髋关节炎　　　　E. 髋内翻

48. 马蹄足可见于

A. 跟腱挛缩　　　　　　　B. 小腿三头肌麻痹　　　　C. 腓总神经麻痹

D. 小儿麻痹后遗症　　　　E. 胫前胫后肌麻痹

(二) 名词解释

1. 杵状指(趾)

2. 匙状甲

3. X 形腿

4. O 形腿

5. 膝反张

6. 足内翻

7. 足外翻

(三) 填空题

1. 脊柱后凸常见的原因有 _____ 、_____ 、_____ 、_____
_____ 。

2. 脊柱前凸多发生在 _____ ,病人 _____ 明显向前突出, _____ 明显
向后突出,多由于 _____ 、_____ 、_____ 、_____ 及
_____ 等所致。

3. 脊柱后凸多发生在 _____ ,脊柱后凸时前胸 _____ ,头颈部 _____ 。

4. 脊柱器质性侧凸的原因有 _____ 、_____ 、_____ 、
_____ 及 _____ 或 _____ 等。

5. 脊髓骶段活动受限的原因有 _____ 、_____ 、_____ 。

6. 脊髓腰段活动受限的原因有 _____ 、_____ 、_____ 。

7. 腕关节和手常见的畸形有 _____ 、_____ 、_____ 、
_____ 、_____ 。

8. 常见的足部畸形有 _____ 、_____ 、_____ 、_____ 。

(四) 问答题

1. 杵状指(趾)的发生机制及常见的原因是什么?

2. 脊柱后凸的原因和特点是什么?

3. 常见足部畸形有哪些,其特点各是什么?

三、参考答案

(一) 选择题

1. B	2. D	3. E	4. A	5. C
6. D	7. D	8. E	9. A	10. E
11. A	12. E	13. B	14. A	15. B
16. C	17. D	18. A	19. C	20. C
21. C	22. B	23. C	24. C	25. E
26. B	27. D	28. E	29. C	30. A
31. D	32. ABCDE	33. ACE	34. BCD	35. ABCDE
36. ABCDE	37. ABCDE	38. ABCDE	39. CDE	40. AD
41. DE	42. AB	43. ABCDE	44. CD	45. ABC
46. ABC	47. AB	48. AC		

(二) 名词解释

1. 杵状指(趾)　手指或脚趾末端增生、肥厚、增宽、增厚,指甲从根部到末端拱形隆起呈杵状,称为杵状指。

2. 匙状甲　指甲中央凹陷,边缘翘起,指甲变薄,表面有粗糙的条纹,称为匙状甲,也称为反甲。

3. X形腿　直立双腿并拢,如果两踝距离增宽,小腿向外偏斜,双下肢呈"X"状,称为"X形腿",也称为膝外翻。

4. O 形腿　直立双腿并拢,如果两股骨内髁间距离增大,小腿向内偏斜,膝关节向内形成角度,双下肢呈"O"状,称为"O 形腿",也称为膝内翻。

5. 膝反张　膝关节过度后伸成向前的反屈状,称为膝反张,也称为膝反屈畸形。

6. 足内翻　跟骨内旋,前足内收,足纵弓高度增加,站立时足不能踏平,外侧着地。见于小儿麻痹后遗症。

7. 足外翻　跟骨外旋,前足外展,足纵弓塌陷,舟骨突出,扁平状,跟腱延长线落在跟骨内侧。见于胫前、胫后肌麻痹。

(三) 填空题

1. 佝偻病,结核病,强直性脊柱炎,脊柱退行性变,外伤所致脊柱压缩性骨折,脊椎骨软骨炎

2. 腰椎部位,腹部,臀部,晚期妊娠,大量腹水,腹腔巨大肿瘤,第 5 脊椎向前滑脱,水平骶椎,髋关节结核,先天性髋关节后脱位

3. 胸段脊柱,凹陷,前倾

4. 先天性脊柱发育不良,肌肉麻痹,营养不良,慢性胸膜肥厚,胸膜粘连,箭步,胸廓畸形

5. 颈部肌纤维织炎,颈椎病,结核或肿瘤浸润,颈椎外伤、骨折或关节脱位

6. 腰部肌纤维织炎和韧带受损,腰部椎管狭窄,椎间盘突出,腰椎结核或肿瘤,腰椎骨折或脱位

7. 腕垂症,猿掌,爪形手,餐叉样畸形,杵状指,匙状指

8. 扁平足,高弓足,马蹄足,跟足畸形,足内翻,足外翻

(四) 问答题

1. 杵状指(趾)的发生机制　与肢体末端慢性缺氧、代谢障碍及中毒性损害有关,缺氧时末端肢体毛细血管增生扩张,因血流丰富软组织增生,末端膨大。

杵状指(趾)常见的病因有:①呼吸系统疾病,如慢性肺脓肿、支气管扩张和支气管肺癌;②某些心血管疾病,如发绀型先天性心脏病,亚急性感染性心内膜炎;③营养障碍性疾病,如肝硬化。

2. 脊柱后凸的原因和特点(表 3-23)

表 3-23　脊柱后凸的原因和特点

原因	发病年龄	特点
佝偻病	儿童	坐位时胸段呈明显均匀性向后弯曲,仰卧位时弯曲可消失
脊柱结核	青少年	病变常在胸椎下段或腰段,形成特殊的成角畸形
强直性脊柱炎	成年人	胸段呈弧形(或弓形)后凸,常有脊柱强直性固定,仰卧位时不能伸直
脊柱退行性变	老年人	椎间盘退行性萎缩,骨质退行性变,胸、腰椎后凸曲线增大
脊柱压缩性骨折	任何年龄	外伤造成脊柱压缩性骨折,造成脊柱后凸
脊椎骨软骨炎	青少年	胸段下部均匀性后凸

3. 常见足部畸形及特点(表 3-24)

表 3-24 常见足部畸形及特点

畸形	特 点
扁平足	足纵弓塌陷,脚跟外翻,前半足外展,形成足旋前畸形。横弓塌陷,前足增宽,足底前部形成胼胝
高弓足	足纵弓高起,横弓下陷,脚背隆起,脚趾分开
马蹄足	踝关节跖屈,前半足着地,常由跟腱挛缩或腓总神经麻痹所致
跟足畸形	足不能跖屈,踝关节背伸,行走和站立时脚跟着地
足内翻	跟骨内旋,前足内收,足纵弓增高,站立时足不能踏平,外侧着地。常见于小儿麻痹后遗症
足外翻	跟骨外旋,前足外展,足纵弓塌陷,舟骨突出,扁平状,跟腱延长线落在跟骨内侧,见于胫前胫后肌麻痹

第十一节 神经系统评估

一、学习目标与考纲精要

(一) 学习目标

1. 掌握神经反射的评估方法及意义,病理反射、脑膜刺激征的评估方法及意义。

2. 了解运动功能评估及意义。

(二) 考纲精要

1. 肌力分级及意义,肌张力增高和减低的意义。

2. 不自主运动和共济失调的表现及意义。

3. 神经反射评估方法及临床意义。

4. 病理反射、脑膜刺激征的评估及意义。

二、自测训练题

(一) 选择题

【A1 型题】

1. 肌张力增高,呈铅管样强直见于

A. 锥体束损伤　　　　B. 锥体外系损伤　　　　C. 周围神经炎

D. 前角灰质炎　　　　E. 小脑病变

2. 肌张力增高,呈折刀现象见于

A. 锥体束损伤　　　　B. 锥体外系损伤　　　　C. 周围神经炎

D. 前角灰质炎　　　　E. 小脑病变

3. 手指或足趾的一种缓慢持续的伸展扭曲动作是

A. 舞蹈样运动　　　　B. 手足徐动　　　　C. 意向性震颤

D. 静止性震颤　　　　E. 以上都不是

4. 共济失调的评估试验**不包括**

A. 指鼻试验　　　　　　　　　　　　B. 跟 – 膝 – 胫试验

C. 轮替动作   D. 闭目难立征

E. Valsalva 动作

5. 有关深反射的反射中枢,**不正确**的是

A. 肱二头肌反射为颈髓 5~6 节

B. 肱三头肌反射为颈髓 6~7 节

C. 桡骨膜反射为颈髓 5~7 节

D. 膝反射为腰髓 2~4 节

E. 跟腱反射为骶髓 1~2 节

6. 复合感觉**不包括**

A. 皮肤定位觉   B. 两点辨别觉   C. 突体觉

D. 体表图形觉   E. 位置觉

7. 静止性震颤常见于

A. 震颤麻痹   B. 小脑病变   C. 儿童期脑风湿性病变

D. 脑性瘫痪   E. 脑基底节变性

8. **不属于**浅反射的是

A. 角膜反射   B. 腹壁反射   C. 提睾反射

D. 趾反射   E. 桡骨膜反射

9. **不属于**深反射的是

A. Hoffmann 征   B. 跟腱反射   C. 肛门反射

D. 肱三头肌反射   E. 膝反射

10. 常用的自主神经功能评估方法**不包括**

A. 发汗试验   B. 竖毛反射   C. 皮肤划痕试验

D. 卧立位试验   E. 指鼻试验

【B1 型题】

(11~12 题共用备选答案)

A. 颈髓 7 节 ~ 胸髓 1 节   B. 腰髓 2~4 节

C. 颈髓 6~7 节   D. 腰髓 1~2 节

E. 颈髓 5~6 节

11. 膝反射中枢为

12. 肱三头肌反射的反射中枢为

(13~14 题共用备选答案)

A. 胸髓 7~8 节   B. 胸髓 9~10 节   C. 胸髓 11~12 节

D. 腰髓 1~2 节   E. 骶髓 4~5 节

13. 提睾反射消失,受损的脊髓节段是

14. 肛门反射消失,受损的脊髓节段是

【X 型题】

15. 肌张力减低见于

A. 锥体束受损   B. 周围神经炎   C. 前角灰质炎

D. 小脑病变   E. 锥体外系受损

16. 手足徐动见于

A. 小脑病变　　　　　B. 脑性瘫痪　　　　　C. 肝豆状核病变

D. 脑基底节变性　　　E. 脑风湿性病变

17. 属于病理反射的是

A. Kernig 征　　　　　B. Gordon 征　　　　　C. Brudzinski 征

D. Babinski 征　　　　E. Oppenheim 征

18. 属于脑膜刺激征的是

A. 颈强直　　　　　　B. Kernig 征　　　　　C. Gordon 征

D. Brudzinski 征　　　E. Babinski 征

19. 属于浅反射的是

A. 角膜反射　　　　　B. 腹壁反射　　　　　C. 提睾反射

D. 跖反射　　　　　　E. 肛门反射

20. 属于自主神经功能评估的是

A. 眼心反射　　　　　B. 指鼻试验　　　　　C. 跟－膝－胫试验

D. 轮替动作　　　　　E. 卧立位试验

(二) 名词解释

1. 肌力
2. 肌张力
3. 不自主运动
4. 共济运动
5. 深反射
6. 病理反射

(三) 填空题

1. 嗅神经损害见于 _____ 、_____ 和 _____ 等。
2. 评估共济失调的方法有 _____ 、_____ 、_____ 、_____ 。
3. 浅反射包括 _____ 、_____ 、_____ 、_____ 、_____ 。
4. 深反射包括 _____ 、_____ 、_____ 、_____ 、_____ 。
5. 病理反射包括 _____ 、_____ 、_____ 。
6. 脑膜刺激征包括 _____ 、_____ 、_____ 。

三、参考答案

(一) 选择题

1. B　　　　2. A　　　　3. B　　　　4. E　　　　5. C

6. E　　　　7. A　　　　8. E　　　　9. C　　　　10. E

11. B　　　12. C　　　13. D　　　14. E　　　15. BCD

16. BCD　　17. BDE　　18. ABD　　19. ABCDE　　20. AE

(二) 名词解释

1. 肌力　是指肌肉运动时的最大收缩力。
2. 肌张力　是指静息状态下的肌肉紧张度,其实质是一种牵张反射,即骨骼肌受到外力牵拉时产生的收缩反应。

3. 不自主运动　是指病人在意识清楚的情况下,随意肌不自主收缩所产生的一些无目的的异常动作,多为锥体外系受损的表现。

4. 共济运动　机体任一动作的完成均依赖于某组肌群协调一致的运动,称为共济运动。

5. 深反射　刺激肌腱、骨膜经深部感受器完成的反射称为深反射。

6. 病理反射　是指锥体束病损时,大脑失去了对脑干和脊髓的抑制作用而出现的异常反射。

(三) 填空题

1. 颅脑创伤,前颅凹占位性病变,脑膜结核

2. 指鼻试验,跟－膝－胫试验,轮替动作,闭目难立征

3. 角膜反射,腹壁反射,提睾反射,跖反射,肛门反射

4. 肱二头肌反射,肱三头肌反射,桡骨膜反射,膝反射,跟腱反射,Hoffmann 反射,阵挛

5. Babinski 征,Oppenheim 征,Gordon 征

6. 颈强直,Kernig 征,Brudzinski 征

（王元松）

第四章 心理评估与社会评估

一、学习目标与考纲精要

(一)学习目标

1. 掌握自我概念、认知、情绪情感、个性、应激与应激应对、角色与角色适应、文化、家庭、环境等心理社会评估的评估内容与评估方法。

2. 熟悉心理、社会评估的目的以及常用的评估技巧。

3. 了解心理与社会评估的知识基础,包括自我概念、认知、情绪情感、个性、应激与应激应对、角色与角色适应、文化、家庭、环境等。

(二)考纲精要

1. 自我概念、认知、情绪情感、个性、应激与应激应对、角色与角色适应、文化评估、家庭评估、环境评估的评估内容与方法。

2. 情绪与情感的区别与联系。

3. 情感式应对与问题式应对。

4. 角色适应不良以及病人角色适应不良的常见类型与鉴别。

5. 家庭权力结构的基本类型与鉴别。

6. 价值观评估。

7. 健康信念注解模式。

二、自测训练题

(一)选择题

【A1 型题】

1. 心理评估最基本的评估方法是

A. 交谈法　　　　　　B. 观察法　　　　　　C. 心理测量法

D. 评定量表法　　　　E. 医学检测法

2. 对不能很好表述自己的儿童进行自我概念评估时,常用的方法是

A. 交谈　　　　　　　B. 观察　　　　　　　C. 画人测验

D. 量表测评　　　　　E. 心理测量

3. 个体对自己的性别、职业、社会地位、名誉等的认识与估计是指个体的

A. 自尊　　　　　　　B. 身体心像　　　　　C. 自我形象

D. 自我认同　　　　　E. 社会认同

4. 请病人填写入院记录,观察其执行任务时的专注程度,目的是评估其

A. 短时记忆　　　　　B. 长时记忆　　　　　C. 无意注意

D. 有意注意　　　　　E. 书写能力

5. 情绪情感产生的基础是

A. 认知　　　　B. 态度　　　　C. 行为　　　　D. 需要　　　　E. 自尊

6. 行为活动有较强的目的性、主动性、持久性和坚定性者的性格类型是

A. 理智型　　　B. 情绪型　　　C. 意志型　　　D. 外向型　　　E. 内向型

7. **不**是情感式应对方式的是

A. 紧张　　　　　　　　B. 独处　　　　　　　　C. 置之不理

D. 接受现实　　　　　　E. 干些体力活

8. 个性的特点**不包括**

A. 整体性　　　　　　　B. 独特性　　　　　　　C. 偶然性

D. 社会性　　　　　　　E. 稳定性

9. 护士角色属于

A. 第一角色　　　　　　B. 第二角色　　　　　　C. 第三角色

D. 独立角色　　　　　　E. 基本角色

10. 在 Duvall 的家庭生活周期模式中,父母独处至退休的阶段被称为

A. 退休期　　　　　　　B. 老年期　　　　　　　C. 独处期

D. 空巢期　　　　　　　E. 重适期

11. 中国人生病时喜欢遵照中医医理进行调理,这主要是由于

A. 健康信念　　　　　　B. 求医习俗　　　　　　C. 价值观

D. 社会规范　　　　　　E. 求医习惯

12. 家庭成员感情和睦,以参与、商量方式进行决策,这种家庭权利结构属于

A. 传统型　　　　　　　B. 工具型　　　　　　　C. 分享型

D. 感情型　　　　　　　E. 权威型

13. 南丁格尔及其率领的护理小组在克里米亚战争中的表现,说明

A. 生理功能评估的重要性　　　　　　　　B. 物理环境评估的重要性

C. 社会文化评估的重要性　　　　　　　　D. 家庭背景评估的重要性

E. 心理功能评估的重要性

14. 病人角色属于

A. 第一角色　　　　　　B. 第二角色　　　　　　C. 第三角色

D. 基本角色　　　　　　E. 独立角色

15. 人际关系是人与人之间

A. 生理上的联系　　　　　　　　　　　　B. 空间上的距离

C. 心理上的联系　　　　　　　　　　　　D. 社会上的联系

E. 工作上的联系

【A2 型题】

16. 男,38 岁,车祸导致脑外伤后出现自言自语,但内容不正常,不能理解他人的语言,也不能理解自己所言,发音用词错误,严重时别人完全听不懂。该病人发生了

A. 运动性失语　　　　　　　　　　　　　B. 感受性失语

C. 命名性失语　　　　　　　　　　　　　D. 损伤性失语

E. 理解性失语

17. 女,37岁,因急性胰腺炎住院,平时办事果断,行为活动有较强的目的性、主动性、持久性和坚持性。该病人的性格类型可能是

A. 理智型   B. 情绪型   C. 意志型

D. 内向型   E. 外向型

18. 女,78岁,处于胆囊术后康复期。该病人此阶段最易发生

A. 角色冲突   B. 角色缺如   C. 角色强化

D. 角色消退   E. 角色模糊

(二) 名词解释

1. 自我概念

2. 认知

3. 思维

4. 体像

5. 性格

6. 应激

7. 角色

8. 文化

9. 家庭

10. 价值观

(三) 填空题

1. 个体对自己智慧、能力、性格、道德水平等的认识与判断为 _____ 。

2. 语言包括 _____ 和 _____ 两种,前者指理解语句的能力,后者为传递思想、观点、情感的能力。

3. 抽象思维是以 _____ 、_____ 、_____ 、_____ 、_____ 的形式反映事物本质特征与内部联系的精神现象。

4. 个性既有 _____ 属性,也有 _____ 属性。

5. 外环境的内涵涉及 _____ 、_____ 、_____ 四个方面。

6. 家庭的功能主要包括 _____ 、_____ 、_____ 等方面。

7. 常用的社会评估方法有 _____ 、_____ 、_____ 。

8. 与健康密切相关的文化核心要素有 _____ 、_____ 。

9. 评估角色及角色适应不良时,主要从 _____ 、_____ 、_____ 、_____ 方面进行询问。

(四) 问答题

1. 自我概念的形成与变化可受哪些因素影响?

2. 个体应激应对有效性的影响因素和判断标准是什么?

3. 简述问题式应对和情感式应对的异同。

4. 病人角色具有哪些特征?

5. 简述家庭危机的主要应激源。

6. 简述家庭功能不良的特征?

7. 自我概念评估应观察的具体内容有哪些?

8. 请阐述语言能力的评估方法。

9. 请阐述评估角色与角色适应不良的交谈与观察内容。

10. 请阐述家庭环境的评估项目与内容。

三、参考答案

(一) 选择题

1. A	2. C	3. E	4. D	5. D	6. C	7. D	8. C
9. B	10. D	11. A	12. C	13. B	14. C	15. C	16. B
17. C	18. C						

(二) 名词解释

1. **自我概念**　是人们通过对自己的内、外在特征以及别人对他／她的反应的感知与体验而形成的对自我的认识与评价,是每个人在与其心理社会环境相互作用过程中形成的动态的、评价性的身心社会"自我肖像"。

2. **认知**　是个体推测和判断客观事物的心理过程,是在对过去经验及有关线索进行分析的基础上形成的对信息的理解、分类、归纳、演绎以及计算。

3. **思维**　是人脑对客观现实间接的、概括的反应,是认识事物本质特征及内部规律的理性认知过程。

4. **体像**　为个体对自己身体外形以及身体功能的认识与评价。

5. **性格**　是个体对客观现实的态度和习惯化了的行为方式中表现出来的较稳定的有核心意义的个性心理特征。

6. **应激**　内外环境中的各种刺激作用于机体时所产生的非特异性反应,是机体对刺激的反应状态,而不是刺激本身。

7. **角色**　是社会所规定的一系列与社会地位相对应的行为模式,以及社会对处于某一特定位置的个体的行为期待。

8. **文化**　是一个社会及其成员所特有的物质和精神财富的总和,是特定人群为适应社会环境和物质环境而共有的行为和价值模式,具有民族性、继承性、获得性、共享性、复合性等特征。

9. **家庭**　是基于婚姻、血缘或收养关系而形成的社会共同体。家庭至少应包括两个或两个以上的成员,组成家庭的成员应共同生活,有较密切的经济和情感交往。

10. **价值观**　指一个社会或群体中的人们在长期社会化过程中通过后天学习逐步形成的、所共有的对于区分事物的好与坏、对与错、符合或违背人的愿望、可行与不可行的观点、看法与准则。

(三) 填空题

1. 自我认同

2. 接受性语言,表达性语言

3. 注意,记忆,理解,概念,判断,推理

4. 生物,社会

5. 物理环境,社会环境,文化环境,政治环境

6. 生育,经济,情感,社会化,健康照顾

7. 交谈,观察,量表评定

8. 价值观,信念信仰,习俗

9. 角色数量,角色感知,角色紧张,角色满意度

(四) 问答题

1. 自我概念的形成与变化的影响因素　自我概念并非一旦形成就不再改变,其形成与变化可受多种因素影响,包括个体的生活经历、得到的身心社会反馈、生长发育过程中的正常生理变化等。健康状况的改变也可造成自我概念,尤其体像的暂时或永久改变。

2. 个体应激应对有效性的影响因素　个体应对应激的有效性受多种因素影响,包括应激源数量,应激源强度与持续时间,应激应对经验,家庭、社会、经济资源以及人格特征。一般而言,同时面临的应激越多、应激源强度越大、持续时间越长,所产生的应激反应越难应对。有成功应对经验,良好家庭、社会、经济资源以及自信、意志顽强的人更能努力适应和正确处理应激。

应对有效的判断标准是:①应激反应维持在可控制的限度内。②希望和勇气被激发。③自我价值感得到维持。④人际关系及社会经济处境改善。⑤生理功能康复得以促进。

3. 问题式应对和情感式应对的异同　情感式应对指向应激反应,倾向于采用心理防御如否认机制或过度进食、用药、饮酒、远离应激源等行为回避和忽视应激源,用于处理应激所致的情感问题。问题式应对指向应激源,倾向于通过有计划地采取行动,寻求排除或改变应激源所致影响的方法,把握应激情境中的积极特征,用于处理导致应激的情境本身。

4. 病人角色的特征　①脱离或部分脱离日常生活中的其他角色,减轻或免除相应的责任与义务。②对自身疾病没有直接责任,处于一种需要照顾的状态。③有积极配合医疗护理、恢复自身健康的义务。④有享受健康服务、知情同意、寻求健康保健信息和要求保密的权力。

5. 家庭危机的主要应激源　①家庭状态的改变,如失业、搬迁、破产。②家庭成员关系的改变与终结,如离婚、分居、丧偶。③家庭成员角色的改变,如初为人夫、人父,收养子女,退休等。④家庭成员道德颓废,如酗酒、赌博、吸毒、乱伦。⑤家庭成员生病、残障、无能等。

6. 家庭功能不良的特征　①家庭成员间频繁出现敌对性或伤害性语言。②所有问题均由一个家庭成员回答。③有家庭成员被忽视。④家庭缺乏民主气氛,家规过于严格。⑤家庭成员间缺乏平等和关爱。

7. 自我概念评估的观察内容(表4-1)

表4-1　评估自我概念应观察的具体内容

评估自我概念应观察的具体内容
1. 外表是否整洁?穿着打扮是否得体?身体哪些部位有改变
2. 是否与护士有目光交流?面部表情如何,是否与其主诉一致
3. 是否有不愿见人、想隐退、不愿照镜子、不愿与他人交往、不愿看体貌有改变的部位、不愿与别人讨论伤残或不愿听到这方面的谈论等行为表现
4. 是否有"我真没用"等语言流露

8. 语言能力评估方法（表 4-2）

表 4-2　语言能力评估方法

项目	方　　法
提问	护士提出一些由简单到复杂、由具体到抽象的问题，观察病人能否理解及回答是否正确
复述	护士说一个简单词句，请病人重复说出
自发性语言	请病人陈述病史，观察其陈述是否流利，用字遣词是否恰当
命名	护士取出一些常用物品，要求病人说出其名称
阅读	请病人诵读单个或数个词、短句或一段文字，或默读一段短文或一个简单的故事，然后说出其大意。评价其读音和理解程度
书写	包括自发性书写、默写和抄写。自发性书写是要求病人随便写出一些简单的字、数码、自己的姓名、物品名称或短句。默写是请病人写出护士口述字句。抄写为让病人抄写一段文字

9. 评估角色与角色适应不良的交谈与观察内容（表 4-3）

表 4-3　评估角色与角色适应不良的交谈内容

项目	内　　容
角色数量	你从事何种职业？担任何种职务？目前在家里、单位上、社会上你承担的角色与任务有哪些
角色感知	你是否清楚所承担角色的权利与义务，觉得自己所承担的角色数量与责任合适否
角色满意度	询问病人对自己的角色行为是否满意，与自己的角色期望是否相符
角色紧张	询问病人有无角色紧张的生理和心理表现，如头痛、头晕、睡眠障碍、紧张、易激惹、抑郁等

观察内容主要有：角色适应不良的身心行为反应，如疲乏、头疼、心悸、焦虑、抑郁、忽略自己和疾病、缺乏对治疗护理的依从性等。

10. 家庭环境评估的项目与内容（表 4-4）

表 4-4　家庭环境评估的项目与内容

项目	内　　容
整洁程度	居住环境是否整洁、明亮？有无灰尘、蜘蛛网、昆虫等？灰尘来源及如何控制
取暖情况	居住环境有无取暖设施，如空调、暖气、电暖器、炭炉？使用是否安全
通风情况	室内是否空气流通、新鲜、无异味？有无通风设备，如门、窗、厨房浴室厕所换气装置等？使用情况如何？家中是否有人抽烟
供水情况	供水系统是否符合卫生标准？是否有潜在污染
噪音情况	室内有无噪声、强度如何
食物	家中是否备置冰箱保存食物？有无食物过敏？过敏时症状有哪些

续表

项目	内　容
用电情况	电源是否遮盖安全？电器物品有无漏电、使用是否安全
化学物品	家庭中化学物品贮藏妥当否，如清洁剂、杀虫剂、油漆、汽油等
药品	药品有否标记？使用者是否熟悉药物的剂量、用途
安全因素	居住环境是否有小孩活动安全地带？有无其他安全妨碍因素存在，如房间不够居住、楼梯窄小、门窗破损、墙面剥落、开裂、光线昏暗等

（邓丽娜）

第五章 实验室检查

一、学习目标与考纲精要

(一) 学习目标

1. 掌握常用临床实验室检查项目的适应证及禁忌证、参考值和临床意义。
2. 熟悉临床实验室检查项目的生理影响因素及标本要求、项目的选择与应用。
3. 了解临床实验室检查的基本概念及其与护理的关系。

(二) 考纲精要

1. 实验室检查的基本概念。
2. 红细胞及血红蛋白的参考值及其增多与减少的临床意义。
3. 血细胞比容的概念、参考值及临床意义。
4. 网织红细胞、血沉的概念及临床意义。
5. 白细胞分类、血小板计数的参考值及临床意义。
6. 血细胞分析仪各参数及其临床意义。
7. 止血与血栓常用的筛选检查项目及临床意义。
8. 血细胞发育成熟过程中形态学变化的一般规律。
9. 正常骨髓象特征。
10. 尿液及肾功能检查的临床价值。
11. 粪便检查的临床意义。
12. 肝炎、肝硬化时肝功能检查的特征。
13. 常见中枢神经系统疾病脑脊液的特征。
14. 渗出液与漏出液的鉴别。
15. 血清钾测定的临床意义。
16. 血糖测定及 OGTT 的参考值及临床意义。
17. 心肌梗死、冠心病、动脉粥样硬化血清生物化学检查的典型特征。
18. 病毒性肝炎标志物检查的临床价值。
19. 阴道分泌物检查的临床价值。
20. 评价男性生育能力的指标。

二、自测训练题

(一) 选择题

【A1 型题】

1. **不**出现红细胞及血红蛋白增多的是

A. 严重腹泻　　　　　　B. 尿崩症　　　　　　C. 慢性心、肺疾病

D. 呼吸性酸中毒　　　　E. 大面积烧伤

2. 判断贫血治疗有效的早期指标是

A. 红细胞增高　　　　　　　　　　　　B. 血红蛋白增高

C. 红细胞比容增高　　　　　　　　　　D. 网织红细胞增高

E. 红细胞平均体积增高

3. 最易见红细胞大小不均的是

A. 白血病性贫血　　　B. 再生障碍性贫血　　　C. 溶血性贫血

D. 失血性贫血　　　　E. 巨幼细胞性贫血

4. 网织红细胞减少主要见于

A. 缺铁性贫血　　　　B. 失血性贫血　　　　　C. 溶血性贫血

D. 再生障碍性贫血　　E. 巨幼细胞性贫血

5. 红细胞及血红蛋白绝对增高的是

A. 尿崩症　　　　　　B. 大面积烧伤　　　　　C. 慢性肺、心疾病

D. 严重腹泻　　　　　E. 急性大出血

6. 网织红细胞显著增多见于

A. 再生障碍性贫血　　　　　　　　　　B. 缺铁性贫血

C. 巨幼细胞贫血　　　　　　　　　　　D. 溶血性贫血

E. 铁粒幼细胞性贫血

7. 中性粒细胞增多最常见的原因是

A. 广泛的组织损伤　　B. 剧烈运动　　　　　　C. 急性中毒

D. 急性溶血　　　　　E. 急性感染

8. 急性失血时血象最早的变化是

A. 血红蛋白降低　　　B. 血压下降　　　　　　C. 白细胞数升高

D. 血小板增高　　　　E. 血小板减少

9. 再生障碍性贫血属于

A. 大细胞性贫血　　　　　　　　　　　B. 正细胞性贫血

C. 小细胞性贫血　　　　　　　　　　　D. 单纯小细胞性贫血

E. 小细胞低色素性贫血

10. 淋巴细胞绝对增多见于

A. 免疫缺陷病　　　　B. 细菌感染　　　　　　C. 寄生虫感染

D. 病毒感染　　　　　E. 贫血

11. 在疾病进展期出现中性粒细胞核右移现象,常提示

A. 机体抵抗力强　　　B. 骨髓造血功能旺盛　　C. 预后良好

D. 白细胞总数增多　　E. 预后不良

12. 引起中性粒细胞减少的是

A. 尿毒症　　　　　　B. 慢性粒细胞白血病　　C. 脾功能亢进

D. 钩虫病　　　　　　E. 急性大出血

13. 骨髓造血功能抑制解除后,其功能恢复的首要表现为

A. 网织红细胞增多　　　　　　　　　　B. 血小板平均体积(MPV)增加

C. 血小板升高   D. 白细胞增高

E. 血红蛋白增多

14. 血沉加快的主要原因除外

A. 炎症   B. 高纤维蛋白原血症   C. 红细胞增多

D. 血脂增高   E. 恶性肿瘤

15. 临床常用于观察风湿热及结核有无活动的参考指标是

A. 血压明显增高   B. 血小板减少   C. 血小板增多

D. 血沉增快   E. 血红蛋白降低

16. 与血细胞比容(Hct)**不符**的是

A. 是指一定条件下红细胞在血液中所占容积的比值

B. 影响因素有红细胞数量、大小

C. 可反映血液浓缩程度

D. 其减低与红细胞数目减少成正比

E. 可帮助诊断贫血

17. 用于监测肝素应用的首选指标是

A. 凝血时间(CT)

B. 活化部分凝血活酶时间(APTT)

C. 血浆凝血酶原时间(PT)

D. PT 的国际标准化比值(INR)

E. 血小板聚集试验

18. 反映外源性凝血系统凝血状况的筛选试验是

A. 凝血时间   B. 活化部分凝血活酶时间

C. 血浆凝血酶原时间   D. 血浆凝血酶时间

E. 血浆硫酸鱼精蛋白副凝固试验

19. 监测口服抗凝剂的首选指标是

A. CT   B. APTT   C. BT   D. TT   E. PT

20. 反映内源性凝血系统凝血状况的筛选试验是

A. 血块收缩试验   B. 出血时间

C. 凝血时间   D. 血浆凝血酶原时间

E. 活化部分凝血活酶时间

21. 一期止血缺陷是指

A. 血小板缺陷   B. 血管壁缺陷

C. 凝血因子缺乏   D. 血栓状态

E. 血小板和血管壁缺陷

22. 一期止血缺陷病人 BT 和 PLT 都正常的可能病因是

A. 血友病   B. 血管性血友病   C. 血管性紫癜

D. 血小板无力症   E. 血小板减少性紫癜

23. 二期止血缺陷的筛选试验中 APTT 和 PT 正常,除正常人外,还应考虑

A. 血友病   B. 弥漫性血管内凝血

C. 血管性血友病　　　　　　　　　D. 因子ⅩⅢ缺乏症

E. 低纤维蛋白原血症

24. **不宜**做骨髓穿刺检查的是

A. 白血病

B. 贫血

C. 血友病

D. 不明原因的肝、脾及淋巴结肿大

E. 淋巴瘤

25. 正常人骨髓象粒细胞系各阶段中所占比例最多的阶段是

A. 早幼粒细胞　　　　B. 中幼粒细胞　　　　C. 晚幼粒细胞

D. 杆状核粒细胞　　　E. 分叶核粒细胞

26. 最能反映肾脏浓缩功能的是

A. 尿比重　　　　　　B. 尿红细胞　　　　　C. 尿白细胞

D. 尿蛋白质　　　　　E. 尿管型

27. 某病人血糖及糖耐量试验均正常，尿糖呈阳性，诊断应考虑为

A. 糖尿病　　　　　　　　　　　　B. 肾糖阈值减低

C. 大量进食碳水化合物　　　　　　D. 甲状腺功能亢进症

E. 应激性糖尿

28. 正常人尿液中可出现

A. 透明管型　　　　　B. 细胞管型　　　　　C. 颗粒管型

D. 蜡样管型　　　　　E. 脂肪管型

29. 粪便隐血试验持续呈阳性常见于

A. 消化道溃疡　　　　B. 肠炎　　　　　　　C. 胃炎

D. 胃癌　　　　　　　E. 食用动物血

30. 胆汁淤积性黄疸的粪便为

A. 黄褐色便　　　　　B. 柏油样便　　　　　C. 绿色便

D. 鲜血便　　　　　　E. 白陶土样便

31. 上消化道大出血的粪便为

A. 鲜血便　　　　　　B. 黄褐色便　　　　　C. 脓血便

D. 柏油样便　　　　　E. 绿色便

32. 粪便镜检有大量白细胞常见于

A. 痔疮　　　　　　　B. 细菌性痢疾　　　　C. 肠炎

D. 直肠癌　　　　　　E. 阿米巴痢疾

33. 内生肌酐清除率测定反映的是

A. 近端肾小管排泄功能　　　　　　B. 远端肾小管排泌功能

C. 肾小球滤过功能　　　　　　　　D. 肾脏浓缩稀释功能

E. 肾血流量

34. 筛检泌尿系统疾病首选的项目为

A. 尿液一般检查　　　　　　　　　B. 尿比重

C. 尿渗量
D. 血尿素氮及肌酐

E. 内生肌酐清除率

35. 尿素氮与肌酐同时升高的是

A. 慢性肾衰竭尿毒症
B. 急性传染病

C. 上消化道出血
D. 大面积烧伤

E. 甲状腺功能亢进症

36. 能够较早反映肾小球滤过功能受损的指标是

A. 血尿素氮
B. 血肌酐

C. 内生肌酐清除率
D. 尿比重

E. 尿渗量

37. 浓缩稀释试验用于反映

A. 肾小球滤过功能
B. 近端肾小管功能

C. 远端肾小管功能
D. 肾脏酸碱平衡功能

E. 肾血流量

38. **不符合** Mosenthal 试验参考值的是

A. 24 小时尿量为 1000~2000ml

B. 昼夜尿量之比为 (3~4)：1

C. 12 小时夜尿量不应超过 500ml

D. 尿液最高比重应在 1.020 以上

E. 昼尿最高比重与最低比重之差应大于 0.009

39. 能更好反映肾浓缩稀释功能的试验是

A. 尿比重
B. 夜尿量
C. 24 小时尿量

D. 尿渗量
E. 昼夜尿量之差

40. 血清甲胎蛋白持续增高常见于

A. 急性肝炎
B. 慢性肝炎
C. 肝硬化

D. 原发性肝癌
E. 继发性肝癌

41. 血清清蛋白减低**不明显**的是

A. 急性病毒性肝炎
B. 慢性肝炎
C. 肝硬化

D. 原发性肝癌
E. 急性大量出血

42. 乙醇性肝病时升高较显著的是

A. ALT
B. AST
C. ALP

D. LDH
E. GGT

43. 反映胆汁淤滞的是

A. ALT
B. AST
C. ALP

D. LDH
E. A/G

44. 诊断肝纤维化形成最有价值的是

A. A/G
B. ALT
C. AST
D. MAO
E. ALP

45. 肝硬化病人血清蛋白电泳的典型表现为

A. α1 球蛋白增加
B. α2 球蛋白增加

C. β 球蛋白增加

D. γ 球蛋白增加

E. M 蛋白增加

46. 漏出液常见的原因为

A. 门静脉性肝硬化

B. 肺癌

C. 外伤

D. 尿毒症性胸膜炎

E. 原发性腹膜炎

47. 渗出液常见原因为

A. 血浆胶体渗透压降低

B. 肺心病失代偿期

C. 炎症、外伤

D. 动脉压升高

E. 乳糜样漏出液

48. 漏出液中的主要细胞是

A. 中性粒细胞

B. 嗜酸性粒细胞

C. 淋巴细胞

D. 淋巴细胞及间皮细胞

E. 巨噬细胞

49. 渗出液中淋巴细胞增多见于

A. 结核、梅毒及肿瘤积液

B. 化脓性胸膜炎

C. 肺吸虫病

D. 结核性渗出性胸膜炎早期

E. 变态反应性疾病

50. 渗出液中嗜酸性粒细胞增多见于

A. 慢性病变

B. 化脓性心包炎

C. 低蛋白血症

D. 结核性渗出性胸膜炎

E. 变态反应性疾病

51. 腰椎穿刺脑脊液呈红色见于

A. 蛛网膜下腔出血

B. 脊髓肿瘤

C. 化脓性脑膜炎

D. 脊髓蛛网膜粘连

E. 结核性脑膜炎

52. 腰椎穿刺脑脊液呈乳白色见于

A. 结核性脑膜炎

B. 病毒性脑膜炎

C. 铜绿假单胞菌感染所致脑膜炎

D. 肺炎链球菌感染所致脑膜炎

E. 化脓性脑膜炎

53. 正常脑脊液中最多的细胞为

A. 中性粒细胞   B. 淋巴细胞   C. 单核细胞

D. 红细胞   E. 胶质细胞

54. 血清钾增高见于

A. 大量出汗

B. 肾上腺皮质功能减退

C. 长期使用肾上腺皮质激素

D. 醛固酮增多症

E. 肾小管酸中毒

55. 血清钙增高见于

A. 甲状旁腺功能减退　　　　　　　B. 甲状旁腺功能亢进症

C. 骨质软化症　　　　　　　　　　D. 维生素 D 缺乏

E. 胆汁淤积性黄疸

56. 采血相关描述中**错误**的是

A. 采血部位必须无水肿、发绀、炎症等

B. 消毒皮肤后即可进针

C. 静脉采血应注意消毒时从内部向外部进行

D. 采血时尽可能深刺

E. 采血方法一般由检测项目决定

57. 静脉标本溶血的原因**不包括**

A. 容器不洁　　　　　　B. 抽血过快　　　　　　C. 与水接触

D. 剧烈震荡　　　　　　E. 组织液混入

58. 采集血液标本**不正确**的是

A. 静脉采血止血带避免捆绑过久

B. 血氨测定,饭后采血结果稳定

C. 静脉采血避免拍打挤压

D. 不要在病人输液、输血或静脉推注某些药物的一侧采血

E. 血浆葡萄糖最好用氟化钠抗凝

59. 静脉一次采血、多管血液分配顺序为

A. 血培养管、无抗凝剂血清管、柠檬酸钠抗凝管、其他抗凝剂管

B. 血培养管、柠檬酸钠抗凝管、其他抗凝剂管、无抗凝剂血清管

C. 柠檬酸钠抗凝管、其他抗凝剂管、无抗凝剂血清管、血培养管

D. 无抗凝剂血清管、柠檬酸钠抗凝管、其他抗凝剂管、血培养管

E. 无抗凝剂血清管、血培养管、柠檬酸钠抗凝管、其他抗凝剂管

60. 有关静脉采血步骤中,**错误**的是

A. 位于体表的浅静脉均可以作为采血部位

B. 扎止血带→穿刺→抽血→解除止血带

C. 止血带压迫时间不能太长

D. 抽血完毕后,立即将血液通过针头沿管壁缓缓注入容器中

E. 注射器中最后带有气泡的血不宜注入

61. 尿液标本冷藏最好**不要**超过的时间(小时)为

A. 2　　　　　B. 6　　　　　C. 10　　　　　D. 16　　　　　E. 24

62. 关于尿液标本防腐的叙述,**错误**的是

A. 冷藏可以防腐

B. 麝香草酚对结核分枝杆菌的保存较佳

C. 5- 羟色胺测定常使用冰醋酸防腐

D. 尿糖、尿蛋白测定推荐使用甲苯

E. 测定尿 17- 酮推荐使用甲醛溶液

63. 餐后尿标本检查最有价值的是

A. 蛋白质　　　　　B. 氯化物　　　　　C. 尿胆原

D. 胆红素　　　　　E. 尿酮体

64. 尿液长期放置后,引起混浊变化的主要原因为

A. 光照分解　　　　B. 温度变化　　　　C. 细菌生长

D. 部分成分挥发　　E. pH 变化

65. 尿蛋白定性最**不可能**阳性的是

A. 老年人　　　　　B. 溶血　　　　　　C. 尿崩症

D. 急性胰腺炎　　　E. 长期糖尿病

66. 血糖、尿糖同时增高的是

A. 慢性肾小球肾炎　B. 肾病综合征　　　C. 甲状腺功能亢进症

D. Fanconi 综合征　 E. 先天性肾性糖尿

67. 白细胞总数与中性粒细胞百分率均增高,同时有明显核左移时,常表示

A. 造血功能衰退　　B. 感染已近恢复期　C. 感染严重

D. 轻度感染　　　　E. 预后良好

68. 患儿,5 个月龄,罹患急性蜂窝织炎,血常规 WBC 3.01×10^9/L,NEU 0.10,LYM 0.67,MON 0.19。短期内不治夭折。该患儿最可能的诊断是

A. 中性粒细胞缺乏症

B. T 细胞缺陷

C. B 细胞缺陷

D. T 细胞缺陷或 B 细胞缺陷

E. H1N1 病毒感染

69. 传染性单核细胞增多症血象检查结果是

A. 白细胞计数↑,淋巴细胞↑,有异常淋巴细胞

B. 白细胞计数正常,单核细胞↑,有异常淋巴细胞

C. 白细胞计数↑,淋巴细胞↑,单核细胞↑,有异常淋巴细胞

D. 白细胞计数↓,淋巴细胞↑,无异常淋巴细胞

E. 白细胞计数↓,淋巴细胞↓,无异常淋巴细胞

70. 女性,48 岁,因"肾功能衰竭伴发热"收住肾内科。血常规检查:血红蛋白量 85g/L,白细胞数 2.4×10^9/L,血小板数 78×10^9/L,血沉 112mm/h,血清总蛋白为 118g/L,血涂片中红细胞呈缗钱状排列。你首先考虑的是

A. 慢性肾炎　　　　　　　　　　　B. 原发性巨球蛋白血症

C. 恶性淋巴瘤　　　　　　　　　　D. 再生障碍性贫血

E. 多发性骨髓瘤

71. 男性,29 岁,发热半个月。两侧颈部淋巴结肿大(约 3cm×4cm),肝肋下 2cm,脾肋下 2.5cm,胸骨压痛,CT 显示后腹膜淋巴结肿大。实验室检查:血红蛋白量 85g/L,白细胞数 3.5×10^9/L,白细胞分类:中性成熟粒细胞 56%、淋巴细胞 36%、嗜酸性粒细胞 6%、单核细胞 2%,血小板数 89×10^9/L。首先考虑的是

A. 传染性单核细胞增多症　　　　　　B. 骨髓增生异常综合征

C. 多发性骨髓瘤　　　　　　　　　　　　　D. 急性白血病

E. 恶性淋巴瘤

72. 患儿,男,7 岁,2 天前出现发热、呕吐、剧烈头痛,3 小时前加重,神志不清。脑膜炎刺激征阳性,意识障碍,眼底检查视乳头水肿不明显。外周血 WBC 4.5×10⁹/L,HGB 155 g/L,PLT 270×10⁹/L,脑脊液检查:外观微浑,白细胞 110×10⁶/L,淋巴细胞为 83%,中性粒细胞 17%,蛋白质 0.64g/L,葡萄糖 3.6mmol/L,氯化物 122 mmol/L;脑脊液沉淀物涂片,分别用墨汁、革兰染色和抗酸染色均未发现异常。该病人最可能的诊断是

A. 化脓性脑膜炎　　　　　　　　　　　　　B. 结核性脑膜炎

C. 病毒性脑膜炎　　　　　　　　　　　　　D. 新型隐球菌脑膜炎

E. 脑肿瘤

73. 临床疑为 DIC,应选择的筛选试验是

A. PT、APTT、血小板计数

B. 血小板计数、PT、纤维蛋白原测定

C. 血小板计数、血块收缩、BT

D. CT(试管法)、PT、APTT

E. BT、束臂试验、CT(试管法)

74. 患儿,男,5 岁,右髁关节痛、红肿。查:PT 13 秒(对照 14 秒),APTT 85 秒(对照 35 秒),TT 14 秒(对照 14 秒)。其最可能缺乏的是

A. Ⅶ因子　　　　B. Ⅹ因子　　　　C. Ⅰ因子　　　　D. Ⅷ因子　　　　E. Ⅴ因子

75. 患儿,女,9 岁,自幼有出血倾向。查:血小板 150×10⁹/L,BT 130 秒,PT 20 秒(对照 14 秒),APTT 80 秒(对照 35 秒),TT 35 秒(对照 14 秒)。其诊断可能为

A. Ⅻ因子缺乏　　　　　　　　　　　　　　B. 先天性纤维蛋白原缺乏症

C. Ⅷ因子缺乏症　　　　　　　　　　　　　D. Ⅱ因子缺乏症

E. Ⅲ因子缺乏症

76. 病人,男,14 岁,腹痛腹泻 1 个月,抗生素治疗无效,近 1 周加重。面色苍白,全腹肌紧张,压痛,腹部移动性浊音阳性。粪便常规检查:外观为果酱色稀便,鱼腥味,RBC＋＋＋/HP,WBC＋/HP,脓细胞少许,夏科雷登结晶＋＋/LP,查见包囊。该病人初步诊断是

A. 细菌性痢疾　　　B. 阿米巴性痢疾　　　C. 溃疡性肠炎

D. 过敏性肠炎　　　E. 真菌性肠炎

77. 病人,男,50 岁,主诉:6 小时前出现腹泻、腹痛、近 2 小时加重,出现寒战、里急后重,全身不适。体温 40.5℃,全腹肌紧张,压痛,腹部移动性浊音阳性。血液常规检查:RBC 6.24×10¹²/L,HGB180 g/L,WBC 21.2×10⁹/L,中性粒细胞 90%,中性杆状核粒细胞 5%,淋巴细胞 4%,单核细胞 1%。该病人可初步考虑为

A. 急性细菌性痢疾　　　B. 急性阿米巴痢疾　　　C. 急性胃肠炎

D. 急性肠炎　　　E. 急性重感冒

【B1 型题】

(78~82 题共用备选答案)

A. MCV 增高、MCH 增高、MCHC 正常

B. MCV 减低、MCH 减低、MCHC 正常

C. MCV 增高、MCH 增高、MCHC 增高

D. MCV 减低、MCH 减低、MCHC 减低

E. MCV 正常、MCH 正常、MCHC 正常

78. 缺铁性贫血

79. 巨幼细胞性贫血

80. 急性溶血性贫血

81. 再生障碍性贫血

82. 慢性感染性贫血

（83~87 题共用备选答案）

A. MCV 正常,RDW 增高

B. MCV 正常,RDW 正常

C. MCV 增大,RDW 增高

D. MCV 减低,RDW 正常

E. MCV 减低,RDW 增高

83. 急性失血性贫血

84. 巨幼细胞性贫血

85. 缺铁性贫血

86. 再生障碍性贫血

87. β - 珠蛋白生成障碍性贫血

（88~92 题共用备选答案）

A. 血小板生成障碍　　B. 血小板消耗亢进　　C. 血小板破坏过多

D. 血小板数量正常　　E. 血小板形态异常

88. 再生障碍性贫血

89. 原发性血小板减少性紫癜

90. 脾功能亢进

91. DIC

92. 急性白血病

（93~96 题共用备选答案）

A. 增生极度活跃或明显活跃

B. 增生活跃或明显活跃

C. 增生活跃

D. 增生减低

E. 增生减低或极度减低

93. 正常人骨髓增生程度为

94. 再生障碍性贫血骨髓增生程度为

95. 增生性贫血骨髓增生程度为

96. 急性白血病骨髓增生程度为

（97~100 题共用备选答案）

A. 糖尿　　　　　　　　B. 血红蛋白尿　　　　　C. 胆红素尿

D. 血尿　　　　　　　E. 乳糜尿

97. 尿路结石时尿液可出现

98. 丝虫病时尿液可出现

99. 胆汁淤积性黄疸时尿液可出现

100. 血型不合的输血反应时可出现

（101~102 题共用备选答案）

A. 尿量少比重高　　B. 尿量多比重高　　　C. 尿量少比重低

D. 尿量多比重低　　E. 尿量多比重正常

101. 糖尿病病人未治疗时,可出现

102. 尿崩症病人未治疗时,可出现

（103~106 题共用备选答案）

A. 尿液呈红色　　　　　　　　　B. 尿液呈乳白色

C. 尿液呈黄色　　　　　　　　　D. 尿液呈浓茶或酱油色

E. 尿液呈无色

103. 血尿时

104. 胆红素尿

105. 血红蛋白尿

106. 乳糜尿

（107~110 题共用备选答案）

A. 酸性尿　　　　　B. 弱酸性尿　　　　C. 中性尿

D. 弱碱性尿　　　　E. 碱性尿

107. 肾小管酸中毒时为

108. 正常新鲜尿液为

109. 慢性膀胱炎时为

110. 服用氯化铵后

（111~115 题共用备选答案）

A. 黏液脓便　　　　B. 果酱样便　　　　C. 鲜血便

D. 胶冻状便　　　　E. 乳凝块便

111. 细菌性痢疾时可为

112. 痔疮出血时粪便可为

113. 阿米巴痢疾时粪便可为

114. 乳儿消化不良时粪便可为

115. 肠易激综合征腹痛后粪便可为

（116~118 题共用备选答案）

A. 内生肌酐清除率测定

B. 尿比重测定

C. 尿渗量测定

D. 血尿素氮测定

E. 尿浓缩稀释试验

116. 常用于反映远端肾小管功能的试验为

117. 能较早反映肾小球滤过功能受损的试验为

118. 能准确反映肾小管的浓缩稀释功能的试验为

(119~121 题共用备选答案)

A. 尿胆原减低,胆红素阳性

B. 尿胆原增高,胆红素阳性

C. 尿胆原减低,胆红素阴性

D. 尿胆原增高,胆红素阴性

E. 尿胆原正常,胆红素阳性

119. 肝细胞性黄疸时,尿液检查结果为

120. 胆汁淤积性黄疸时,尿液检查结果为

121. 溶血性黄疸时,尿液检查结果为

(122~124 题共用备选答案)

A. STB 增高,CB 及 UCB 均增高

B. STB 增高,以 CB 增高为主

C. STB 增高,以 UCB 增高为主

D. STB 不增高,UCB 增高

E. STB 不增高,CB 增高

122. 溶血性黄疸时,血清检查结果为

123. 肝细胞性黄疸时,血清检查结果为

124. 胆汁淤积性黄疸时,血清检查结果为

(125~129 题共用备选答案)

A. HBsAg(+)、HBeAg(+)、抗 HBc(-)、抗 HBs(-)、抗 HBe(-)

B. HBsAg(+)、HBeAg(+)、抗 HBc(+)、抗 HBs(-)、抗 HBe(-)

C. HBsAg(+)、HBeAg(-)、抗 HBc(+)、抗 HBs(-)、抗 HBe(+)

D. HBsAg(-)、HBeAg(-)、抗 HBc(+)、抗 HBs(+)、抗 HBe(-)

E. HBsAg(-)、HBeAg(-)、抗 HBc(+)、抗 HBs(-)、抗 HBe(-)

125. 提示急性乙肝早期,HBV 复制活跃,传染性大的是

126. 提示急性或慢性乙肝,HBV 复制活跃,传染性大的是

127. 提示乙肝后期,HBV 复制减弱,传染性降低的是

128. 提示处于乙肝恢复期,并产生了保护性抗体的是

129. 提示处于乙肝恢复期,但未产生保护性抗体的是

(130~133 题共用备选答案)

A. 乙二胺四乙酸盐　　　B. 柠檬酸钠　　　　　　　C. 肝素

D. 草酸盐　　　　　　　E. 分离胶

130. 加强抗凝血酶灭活丝氨酸蛋白酶,阻止凝血酶形成

131. 适用于血气分析的抗凝剂

132. 适用于凝血试验的抗凝剂

133. 适用于全血细胞计数的抗凝剂

（134~137 题共用备选答案）

A. 高蛋白饮食　　　　　B. 运动和精神紧张　　　　C. 长期饮酒

D. 长期吸烟　　　　　　E. 溶血

134. 使 LDH、AST、ALT、钾等明显增高

135. 使血液尿素、尿酸及血氨等增高

136. 使皮质醇、血糖、白细胞总数、中性粒细胞等增高

137. 使 WBC、Hb、CEA 等增高

（138~140 题共用备选答案）

A. 甲醛　　　　　　　　B. 甲苯　　　　　　　　　C. 浓盐酸

D. 麝香草酚　　　　　　E. 冰醋酸

138. 常用保存尿液有形成分的防腐剂是

139. 测定 24 小时尿液儿茶酚胺,常用的防腐剂是

140. 尿浓缩结核分枝杆菌检查常用的防腐剂是

（141~143 题共用备选答案）

A. 晨尿　　　　　　　　B. 随机尿　　　　　　　　C. 3 小时尿

D. 24 小时尿　　　　　　E. 餐后 2 小时尿

141. 适于尿糖测定的标本为

142. 适于尿沉渣检查的标本为

143. 适于尿有形成分计数的标本为

（144~147 题共用备选答案）

A. 白细胞管型　　　　　B. 红细胞管型　　　　　　C. 透明管型

D. 颗粒管型　　　　　　E. 类管型

144. 正常人偶见,肾实质性病变时增多

145. 肾脏感染性病变常出现

146. 急性肾小球肾炎最常出现

147. 肾实质性病变伴有肾单位淤滞

（148~150 题共用备选答案）

A. 泌尿系统炎症　　　　　　　　　　　　B. 肾盂肾炎

C. 肾病综合征　　　　　　　　　　　　　D. 急性肾小球肾炎

E. 慢性肾小球肾炎

148. 均一性红细胞血尿见于

149. 大量蛋白尿见于

150. 肾实质有细菌感染性病变为

（151~153 题共用备选答案）

A. 嗜酸性粒细胞增多

B. 嗜酸性粒细胞和嗜碱性粒细胞均增多

C. 淋巴细胞增多

D. 单核细胞增多

E. 淋巴细胞和单核细胞均增多

151. 慢性粒细胞白血病

152. 钩虫感染引起的缺铁性贫血

153. 病毒感染

(154~157题共用备选答案)

A. 棒状小体　　　　　B. 杜勒小体　　　　　C. 退行性变化

D. 毒性颗粒　　　　　E. 核象

154. 中性粒细胞毒性变化最常见的是

155. 白血病细胞胞质中可见的是

156. 反映感染性疾病病情程度的是

157. 反映粒细胞成熟程度的是

(158~160题共用备选答案)

A. 血小板聚集　　　　B. 小淋巴细胞　　　　C. 体外溶血

D. 白细胞聚集　　　　E. 小红细胞增多

158. 不会干扰血液分析仪白细胞计数的因素是

159. 不会干扰血液分析仪血小板计数的因素是

160. 可导致血液分析仪血小板计数增多的因素是

(161~163题共用备选答案)

A. TT正常,APTT正常

B. TT正常,APTT异常

C. TT异常,APTT正常

D. TT延长,APTT延长

E. TT缩短,APTT缩短

161. 血液中混入普通肝素的标本

162. 血液中存在狼疮抗凝物质的病人

163. 血液中缺乏FⅨ的病人

(164~167题共用备选答案)

A. CK　　　　B. LD　　　　C. ACP　　　　D. Mb　　　　E.cTnT

164. 急性心肌梗死时,最先恢复正常的血清酶是

165. 发生急性心肌梗死后,最早的可测标志物是

166. 发生急性心肌梗死后,特异性最好的可测标志物是

167. 对前列腺癌诊断价值最大的血清酶是

(168~169题共用备选答案)

A. ALT　　　　B. AST　　　　C. GGT

D. ALP　　　　E. LD

168. 骨骼疾病如纤维性骨炎、骨细胞瘤时增高的是

169. 协助诊断肝细胞癌的酶是

【X型题】

170. 中性粒细胞核右移见于

A. 急性感染恢复期　　B. 急性大出血　　　　C. 大面积烧伤

D. 巨幼细胞性贫血　　E. 应用抗代谢性药物

171. 中性粒细胞增多见于

A. 心肌梗死　　　　　　　　　　　B. 安眠药中毒

C. 宫外孕大出血　　　　　　　　　D. 阑尾炎

E. 慢性粒细胞性白血病

172. 由于血液浓缩导致红细胞增多的是

A. 大面积烧伤　　　B. 肺心病　　　　　C. 严重的反复呕吐

D. 长时间腹泻　　　E. 先天性心脏病

173. 淋巴细胞增多可见于

A. 淋巴瘤　　　　　　　　　　　　B. 传染性单核细胞增多症

C. 病毒性肝炎　　　　　　　　　　D. 结核病

E. 肾移植发生排斥反应

174. 可引起外周血单核细胞增多的是

A. 肺结核活动期　　　　　　　　　B. 感染性心内膜炎

C. 疟疾　　　　　　　　　　　　　D. 急性传染病恢复期

E. 急性感染恢复期

175. 可引起外周血中性粒细胞减少的是

A. 流行性感冒　　　B. 伤寒　　　　　　C. 再生障碍性贫血

D. 氯霉素等药物损害　E. 脾功能亢进

176. 血小板增多可见于

A. 骨髓增殖性疾病　　B. 急性大出血　　　C. 急性感染

D. 脾切除术后　　　E. 大手术后

177. 纤维蛋白原是血浆浓度最高的凝血因子,其增高见于

A. 感染　　　　　　　　　　　　　B. 无菌性炎症

C. 血栓性疾病　　　　　　　　　　D. 恶性肿瘤

E. 外伤、烧伤、外科手术后、放射治疗后

178. 出血时间延长见于

A. 血小板减少　　　　　　　　　　B. 血小板功能异常

C. 严重凝血因子缺乏　　　　　　　D. 血管壁异常

E. 口服阿司匹林

179. 凝血时间延长见于

A. 血友病　　　　　　　　　　　　B. 严重肝病

C. 过敏性紫癜　　　　　　　　　　D. DIC

E. 遗传性毛细血管扩张症

180. 血浆凝血酶原时间延长见于

A. 血友病　　　　　B. 严重肝病　　　　C. 维生素 K 缺乏

D. DIC　　　　　　E. 过敏性紫癜

181. 骨髓穿刺检查适用于

A. 白血病　　　　　　　　　　　　B. 贫血

C. 淋巴瘤

D. 不明原因的高热

E. 不明原因的肝、脾及淋巴结肿大

182. 病理性蛋白尿的产生机制有

A. 肾小球漏出增多

B. 肾小管重吸收功能受损

C. 血液相对分子质量小的蛋白异常增多

D. 肾小管分泌 T-H 糖蛋白增多

E. 尿液中混有细菌及炎性产物

183. 尿比重增高见于

A. 高热脱水   B. 糖尿病   C. 慢性肾衰竭

D. 尿崩症   E. 肾病综合征

184. 尿比重减低见于

A. 大量饮水后   B. 糖尿病   C. 慢性肾衰竭

D. 尿崩症   E. 肾病综合征

185. 尿酮体阳性见于

A. 糖尿病酮症酸中毒   B. 妊娠剧烈呕吐

C. 慢性肾炎   D. 长时间饥饿

E. 肾病综合征

186. 粪便中红细胞增多见于

A. 胃溃疡   B. 痢疾   C. 直肠癌

D. 溃疡性结肠炎   E. 消化不良

187. 粪便中白细胞增多见于

A. 消化不良   B. 细菌性痢疾   C. 感染性腹泻

D. 上消化道出血   E. 慢性胃炎

188. 粪便隐血试验阳性常见于

A. 直肠息肉   B. 消化道出血   C. 消化道溃疡

D. 直肠癌   E. 钩虫病

189. 临床常用的肾小球功能检查试验有

A. 内生肌酐清除率   B. 血尿素氮

C. 血肌酐   D. 尿浓缩稀释试验

E. 尿渗量测定

190. 血尿素氮升高可见于

A. 尿毒症   B. 急性传染病

C. 上消化道出血   D. 甲状腺功能亢进症

E. 高蛋白饮食

191. 临床常用的肾小管功能检查试验有

A. 内生肌酐清除率   B. 血尿素氮及肌酐

C. 尿比重   D. 尿渗量

E. 尿浓缩稀释试验

192. 血清球蛋白增高可见于

A. 慢性肝病　　　　　B. 慢性炎症　　　　　C. 系统性红斑狼疮

D. M 蛋白血症　　　　E. 自身免疫性疾病

193. 血性胸腔积液常见于

A. 结核性胸膜炎　　　B. 肺癌　　　　　　　C. 胸膜间皮瘤

D. 肾病综合征　　　　E. 重度营养不良

194. 属于渗出液特点的有

A. 蛋白定量 > 30g/L　　　　　　　　　　　B. 细胞数常 < 100×10^6/L

C. 比重 > 1.018　　　　　　　　　　　　　D. 黏蛋白定性阴性

E. 易自凝

195. 漏出液的形成原因有

A. 血浆胶体渗透压降低

B. 细菌感染性疾病

C. 毛细血管内流体静脉压升高

D. 淋巴管阻塞

E. 外伤、化学性刺激、恶性肿瘤、风湿性疾病等非感染性疾病

196. 引起脑脊液中氯化物降低的原因有

A. 化脓性脑膜炎　　　B. 结核性脑膜炎　　　C. 低氯血症

D. 脑肿瘤　　　　　　E. 尿毒症

197. 血清胆固醇增高见于

A. 糖尿病　　　　　　B. 动脉粥样硬化　　　C. 肾病综合征

D. 严重肝病　　　　　E. 甲状腺功能亢进症

（二）名词解释

1. 贫血

2. 血细胞比容

3. 网织红细胞

4. 血沉

5. 核左移

6. 核右移

7. 出血时间

8. 凝血时间

9. 粒 / 红比值

10. 多尿

11. 少尿

12. 无尿

13. 血尿

14. 肉眼血尿

15. 镜下血尿

16. 胆红素尿

17. 蛋白尿

18. 糖尿

19. 粪便隐血

20. 酶胆分离

(三) 填空题

1. 正常成人外周血中数量最多的有形成分是 _____ ,有细胞核的细胞是 _____ 。

2. 三分群的血细胞分析仪把白细胞分为三群,其中中间细胞群包括 _____ 、_____ 及 _____ 三种细胞以及一些异常细胞。

3. 血小板低于 _____ ,称为血小板减少症。

4. 采集骨髓标本时,骨髓抽吸液不能超过 _____ ,且要求抽血推制 _____ 张血涂片同时送检。

5. 骨髓增生程度分 _____ 级,正常骨髓为 _____ 级,粒 / 红比值为 _____ 。

6. 正常新鲜尿液呈 _____ 色;正常人尿液中含有 _____ 蛋白质,含有 _____ 葡萄糖。

7. 依病因及发病机制蛋白尿可分为 _____ 、_____ 、_____ 、_____ 及 _____ 。

8. 尿液的气味有助于疾病的诊断,新鲜尿就有氨臭味见于 _____ ,烂苹果样气味见于 _____ ,蒜臭味见于 _____ ,鼠尿样臭味见于 _____ 。

9. 正常人晨尿中可偶见 _____ 管型。

10. 柏油样便提示上消化道出血,一次柏油样便提示出血量在 _____ 以上;若柏油样便持续 2~3 天,说明出血量在 _____ 以上。

11. 正常粪便中 _____ 红细胞, _____ 白细胞, _____ 吞噬细胞。

12. ALT 主要分布于肝细胞的 _____ 中,而 AST 主要分布于肝细胞的 _____ 中,因此 ALT 反映肝细胞的损伤较 AST 敏感性 _____ 。

13. 血清 ALP 主要来源于 _____ 和 _____ ,ALP 是诊断 _____ 疾病和 _____ 疾病的重要指标。

14. 血尿素氮测定不能作为检查 _____ 早期损害的敏感指标,但对 _____ 的诊断及分期有特殊价值。

15. 黄疸病人同时测定 ALP 和 ALT 有助于黄疸的鉴别诊断:胆汁淤积性黄疸 ALP _____ ,而 ALT _____ ;ALT _____ ,ALP _____ 可能为肝细胞性黄疸。ALP _____ ,胆红素 _____ ,多为肝内局限性胆道梗阻,见于肝癌。

16. CSF 标本采集多用腰椎穿刺术。穿刺成功后立即测定脑脊液压力,然后留取 CSF 标本于 _____ 个无菌试管中,每管 _____ 。第 1 管做 _____ ,第 2 管做 _____ ,第 3 管做 _____ 。

17. 正常脑脊液中葡萄糖平均含量约为血糖浓度的 _____ ,正常脑脊液中氯化物比血清 _____ 。

18. 正常人空腹血糖(酶法)为 _____ ,口服糖耐量试验时,服糖后 30~60 分钟血糖 _____ ,约为 _____ ,并于 _____ 恢复正常,每次尿糖均为 _____ 。

19. 血清总胆固醇包括 ＿＿＿＿＿＿ 和 ＿＿＿＿＿＿ ,其中 ＿＿＿＿＿＿ 约占70%。

20. 阴道清洁度就是取阴道分泌物加生理盐水涂片,在显微镜下观察 ＿＿＿＿＿ 、＿＿＿＿＿ 、＿＿＿＿＿ 及 ＿＿＿＿＿ 的数量。

(四) 问答题

1. 红细胞及血红蛋白增多有何临床意义?

2. 网织红细胞检查的临床价值。

3. 血沉病理性加快见于哪些情况?

4. 中性粒细胞病理性增高见于哪些情况?

5. 中性粒细胞病理性减低见于哪些情况?

6. 血小板的病理性改变有何临床意义?

7. 如何运用红细胞的三个平均值进行贫血的分类?

8. 运用 MCV、RDW 两指标如何对贫血进行分类?

9. 简述血细胞发育过程中形态演变的规律。

10. 粪便隐血试验有何临床价值?

11. 引起血清高球蛋白血症的原因有哪些?

12. 低蛋白血症的原因有哪些?

13. 临床上三种黄疸的血液、尿液及粪便有什么改变?

14. 如何鉴别渗出液与漏出液。

15. 血清钾增高有何临床意义?

16. 血清钾减低有何临床意义?

17. 血清钙检测有何临床价值?

18. 血清胆固醇增高有何临床价值?

19. 评价男性生育能力的指标有哪些?

20. 表 5-1 为 4 个病人的血常规检查的白细胞、中性粒细胞与淋巴细胞的结果,请判读其结果(写出简要结论即可)。

表 5-1　4 个病人的血常规中白细胞、中性粒细胞与淋巴细胞的结果

血常规	A 病人	B 病人	C 病人	D 病人
WBC(10^9/L)	10.0	4.0	10.0	4.0
NEU(%)	0.1	0.1	0.7	0.7
NEU(10^9/L)	1.0	0.4	7.0	2.8
LYM(%)	0.7	0.7	0.1	0.1
LYM(10^9/L)	7.0	2.8	1.0	0.4

21. 病人,女性,27岁,孕2个月后检查发现:胚胎已停止发育,须人流术。术前检查:血象 PLT 50×10^9/L(仪器法结果),其他正常;骨髓细胞学检查未见 PLT 减少。皮肤黏膜无出血点等异常。既往史:无出血性疾病。问题:

(1) 仪器法检测该病人外周血 PLT 减少,其结果是否准确? 为什么?

(2) 如何保证其 PLT 检测结果准确性?

(3) 该病人的主要诊断是什么?

22. 临床上常见的红细胞形态异常可分为哪几种? 每种形态异常各举1个例子。

23. 病人,女性,36岁,已婚。因面色苍白、头晕、乏力1年余,近2个月病情加重伴心悸来就诊。病人进食正常,无挑食习惯。睡眠好,体重无明显变化。尿色无异常,无便血和黑便,无鼻出血和齿龈出血。近2年月经量增多,近1年来更加明显。一般状态好,口唇苍白,贫血貌,皮肤黏膜无出血点,浅表淋巴结不大,巩膜无黄染,心肺无异常,肝脾不大。实验室检查:血液检查:Hb 64g/L,RBC 3.6×10^{12}/L,MCV 78fl,MCH 18pg,MCHC 229g/L,HCT 28%,RDW 18%,外周血涂片红细胞以小红细胞为主;WBC 5.6×10^9/L,分类:N 68%,L 25%,M 2%,PLT 240×10^9/L,Ret 2.0%。尿蛋白(–),镜检无异常,大便隐血(–),血清铁 9.5 μmol/L(10~27 μmol/L)。

(1) 根据以上资料,请做出初步诊断并简述其诊断依据?

(2) 明确诊断及查找病因,应进一步做哪些检查?

24. 对尿液标本的收集有哪些要求?

25. 脑脊液标本采集后为什么应立即送检?

26. 简述精液检查的目的。

三、参考答案

(一)选择题

1. D	2. D	3. E	4. D	5. C
6. D	7. E	8. C	9. B	10. D
11. E	12. C	13. B	14. C	15. D
16. D	17. B	18. C	19. E	20. E
21. E	22. C	23. D	24. C	25. D
26. A	27. B	28. A	29. B	30. E
31. D	32. B	33. C	34. A	35. A
36. C	37. C	38. C	39. D	40. D
41. A	42. B	43. C	44. D	45. D
46. A	47. C	48. D	49. A	50. E
51. A	52. E	53. B	54. B	55. B
56. D	57. B	58. B	59. A	60. D
61. C	62. E	63. B	64. C	65. C
66. C	67. C	68. A	69. C	70. E
71. E	72. C	73. B	74. D	75. B
76. B	77. A	78. D	79. A	80. E

81. E	82. B	83. B	84. C	85. E
86. B	87. E	88. A	89. C	90. C
91. B	92. A	93. C	94. E	95. B
96. A	97. D	98. E	99. C	100. B
101. B	102. D	103. A	104. C	105. D
106. B	107. E	108. B	109. E	110. A
111. A	112. C	113. C	114. E	115. D
116. E	117. A	118. C	119. C	120. A
121. D	122. C	123. A	124. C	125. D
126. B	127. C	128. D	129. C	130. C
131. C	132. B	133. C	134. E	135. A
136. B	137. D	138. C	139. C	140. C
141. E	142. A	143. C	144. E	145. A
146. B	147. E	148. A	149. C	150. B
151. B	152. A	153. C	154. B	155. A
156. D	157. E	158. C	159. C	160. B
161. D	162. B	163. B	164. A	165. D
166. E	167. C	168. D	169. C	170. ADE
171. ABCDE	172. ACD	173. ABCDE	174. ABCDE	175. ABCDE
176. ABCDE	177. ABCDE	178. ABCDE	179. ABD	180. BCD
181. ABCDE	182. ABCDE	183. ABE	184. ACD	185. ABD
186. BCD	187. BC	188. ABCDE	189. ABC	190. ABCDE
191. CDE	192. ABCDE	193. ABC	194. ACE	195. ACD
196. ABC	197. ABC			

(二) 名词解释

1. 贫血　是指各种病理因素导致红细胞、血红蛋白低于参考值下限。

2. 血细胞比容　是指一定体积的全血中红细胞所占体积的相对比值。

3. 网织红细胞　是晚幼红细胞脱核后到完全成熟红细胞之间的过渡细胞,其胞质中残存核糖体等嗜碱性物质,经煌焦油蓝等活体染色后,形成网状结构。

4. 血沉　是红细胞沉降率的简称,是指在规定条件下,离体抗凝全血中的红细胞自然沉降的速率。

5. 核左移　是指外周血液中性粒细胞杆状核增多(> 5%),或(和)出现晚幼粒、中幼粒或早幼粒等幼稚细胞。

6. 核右移　是指外周血液 5 叶核以上的中性粒细胞 > 3%。

7. 出血时间　是指人工将毛细血管刺破后,血液自然流出至血液自然停止所需的时间。

8. 凝血时间　是指静脉血离体后至完全凝固所需要的时间,是内源性凝血系统的一项筛选试验。

9. 粒/红比值　是指骨髓象中各阶段粒细胞百分率总和与各阶段幼稚红细胞百分率总

和之比。

10. 多尿 是指成人尿量 > 2500ml/24 小时。

11. 少尿 是指成人尿量 < 400ml/24h 或 < 17ml/h。

12. 无尿 又称为闭尿,是指尿量 < 0.1L/24h 或 12 小时内完全无尿。

13. 血尿 是指尿中含有一定量的红细胞,离心后可见红细胞 1~2 个 /HP。

14. 肉眼血尿 是指每升尿液含血量超过 1m1,尿液外观呈现淡红色至深红色。

15. 镜下血尿 又称为显微镜血尿,是指肉眼外观未能见到淡红色,离心后红细胞 > 3 个 /HP。

16. 胆红素尿 是指尿内含大量结合胆红素,尿液呈深黄色,胆红素定性试验阳性。见于肝细胞性黄疸和胆汁淤积性黄疸。

17. 蛋白尿 是指尿中蛋白质含量超过 150mg/24h,蛋白质定性试验呈阳性。

18. 糖尿 通常指的是葡萄糖尿,指尿液中葡萄糖含量增加,糖定性试验呈阳性。

19. 粪便隐血 是指上消化道少量出血,粪便中无可见的血液,且红细胞破坏,显微镜检查也未见红细胞,而需化学法、免疫法才能证实的出血。

20. 酶胆分离 是指急性重症肝炎病情恶化时,人体表现为黄疸加重,胆红素明显升高,而转氨酶却减低的现象。常提示肝细胞严重坏死,预后差。

(三) 填空题

1. 红细胞,白细胞

2. 嗜酸性粒细胞,嗜碱性粒细胞,单核细胞

3. $100 \times 10^9/L$

4. 0.2ml(即针嘴见红即可),2~3

5. 五,增生活跃,(2~4):1

6. 淡黄色,极少量,微量

7. 肾小球性蛋白尿,肾小管性蛋白尿,混合性蛋白尿,"溢出"性蛋白尿,组织性蛋白尿,偶然性蛋白尿

8. 慢性膀胱炎,糖尿病酮症酸中毒,有机磷中毒,苯丙酮尿症

9. 透明

10. 50~100ml,500ml

11. 无,偶见,少见

12. 胞质,线粒体,高

13. 肝脏,骨骼,肝脏,骨骼

14. 肾小球,肾衰竭

15. 明显增高,轻度增高,很高,正常或稍增高,明显增高,不增高

16. 3,1~2ml,细菌检查,生化及免疫学检查,细胞学检查

17. 60%,高

18. < 6.1 mmol/L,升高达峰值,7.78~8.89mmol/L,2 小时后,阴性

19. 胆固醇酯(CE),游离胆固醇(FC),胆固醇酯

20. 上皮细胞,白细胞,阴道杆菌,杂菌

(四) 问答题

1. 红细胞及血红蛋白增多的临床意义

(1) 相对增多:见于严重呕吐、腹泻、大面积烧伤、尿崩症、出汗过多等。

(2) 绝对增多:即红细胞增多症。①生理性增多:见于新生儿、高原地区居民及剧烈运动等。②病理性增多:见于严重的慢性肺脏、心脏疾病(如阻塞性肺气肿、肺源性心脏病、先天性心脏病等)及真性红细胞增多症。

2. 网织红细胞检查的临床价值 ①判断骨髓红系细胞增生情况,网织红细胞增多表示骨髓红系增生旺盛,见于增生性贫血,如缺铁性贫血、巨幼细胞性贫血、溶血性贫血等。其中在溶血性贫血时网织红细胞可高达 20% 以上;网织红细胞减低表示骨髓红系增生低下,主要见于增生不良性贫血,如再生障碍性贫血、溶血性贫血再障危象等。②观察贫血疗效,在缺铁性贫血、巨幼细胞性贫血治疗过程中,如网织红细胞升高,表明治疗有效,说明骨髓增生良好;如网织红细胞不增高,表明治疗无效,并提示骨髓造血功能障碍,需进一步检查。

3. 血沉病理性加快 ①各种炎症:感染是血沉加快最常见的原因。②组织损伤及坏死:较大范围的组织损伤或手术创伤,或脏器梗死等可致血沉增快。③恶性肿瘤。④其他:如高球蛋白血症、高胆固醇血症、贫血等。

4. 中性粒细胞病理性增高 ①急性感染,是引起中性粒细胞病理性增多最常见的原因,尤其是化脓性球菌所致的局部或全身感染。②严重的组织损伤与坏死,如严重外伤、大面积烧伤、大手术后、急性心肌梗死等。③急性失血,急性大出血时,1~2 小时即可致白细胞主要是中性粒细胞明显增高,内出血者较外出血者更显著,故白细胞计数可作为内出血早期诊断的参考指标。④急性溶血。⑤急性中毒,如外源性药物、化学物质、生物毒素所致的中毒及内源性尿毒症、糖尿病酮症酸中毒等。⑥非造血系统恶性肿瘤及急、慢性粒细胞白血病。

5. 中性粒细胞病理性减少 ①某些感染,如病毒性感染、特殊杆菌感染(如伤寒、副伤寒)及原虫感染(如黑热病、疟疾)。②某些血液病,如再生障碍性贫血、粒细胞减少症、粒细胞缺乏症、非白血性白血病等。③慢性理化损伤,是引起中性粒细胞减少的常见原因。物理因素有电离辐射,化学因素有化学物质(如苯、铅、汞等)及化学药物(如氯霉素、抗肿瘤药、抗甲状腺药、免疫抑制剂等)。④其他:如脾功能亢进、自身免疫性疾病等。

6. 病理性改变 包括血小板增高与减低。

(1) 血小板增多:指血小板数超过 $400 \times 10^9/L$。主要见于:①生成增多,如慢性粒细胞白血病、真性红细胞增多症、原发性血小板增多症等骨髓增殖性疾病。②反应性增多,如急性感染、急性大出血、急性溶血、大手术后等应激状态。③其他,如脾切除术后。

(2) 血小板减低:指血小板数低于 $100 \times 10^9/L$。主要见于:①生成障碍,如再生障碍性贫血、恶性肿瘤的骨髓浸润或化疗、放射性损伤、急性白血病。②破坏或消耗增多,如 ITP、DIC。③分布异常,如脾大、血液被稀释(输入大量库存血或大量血浆)。④先天性的血小板减少,见于新生儿血小板减少症、巨大血小板综合征。

7. 运用红细胞 3 个平均值可对贫血进行形态学分类(表 5-2)

表 5-2　贫血的细胞形态学分类

贫血类型	MCV	MCH	MCHC	常见疾病
正细胞性贫血	正常	正常	正常	再生障碍性贫血、急性失血性贫血、骨髓病性贫血、溶血性贫血
大细胞性贫血	增高	增高	正常	叶酸和（或）维生素 B_{12} 缺乏所致的巨幼细胞性贫血
单纯小细胞贫血	减低	减低	正常	慢性炎症性贫血、肾性贫血
小细胞低色素贫血	减低	减低	减低	缺铁性贫血、铁粒幼细胞性贫血、慢性失血性贫血、珠蛋白生成障碍性贫血

8. 根据 MCV 和 RDW 两项参数可贫血进行新的形态学分类（表 5-3）

表 5-3　贫血新的形态学分类

贫血类型	MCV	RDW	常见原因或疾病
小细胞均一性	减少	正常	轻型 β－珠蛋白生成障碍性贫血
小细胞不均一性	减少	增高	缺铁性贫血、慢性失血性贫血、铁粒幼细胞贫血、HbH 病
正细胞均一性	正常	正常	慢性病性贫血、再生障碍性贫血、白血病、急性失血性贫血
正细胞不均一性	正常	增高	骨髓纤维化、铁粒幼细胞性贫血、缺铁性贫血早期
大细胞均一性	增大	正常	骨髓增生异常综合征
大细胞不均一性	增高	增高	巨幼细胞性贫血、恶性贫血

9. 血细胞发育过程中形态学演变一般规律（表 5-4）

表 5-4　血细胞形态发育的一般规律

项目	指标	变化特点
细胞大小与形状		由大变小，但巨核细胞系由小变大，早幼粒细胞比原粒细胞略大。红细胞、淋巴细胞形状基本不变，而粒细胞、浆细胞、单核细胞的形状发生了变化
细胞质	含量	由少变多，淋巴细胞变化不明显
	颜色	由深蓝变为浅蓝或淡红
	颗粒	从无到有，从非特异性到特异性。但红细胞系始终无颗粒
细胞核	大小和形态	由大变小，由圆形变为不规则或分叶，但巨核细胞由小变大，红细胞核始终是圆形直至最后消失
	染色质	由细致、疏松变为粗糙、致密或凝集成块，着色由浅变深（随 DNA 含量增加而加深）

续表

项目	指标	变化特点
	核仁	从有到无,经清晰、模糊不清至消失(核仁是原始细胞的标志,但有核仁的细胞不一定是原始细胞)
	核膜	从不明显变为明显
核/质比值		由大变小,但巨核细胞系相反

10. 粪便隐血试验的临床价值　凡消化道有出血的疾病,如消化性溃疡活动期、药物致胃肠黏膜损伤、肠息肉、钩虫病、消化道恶性肿瘤等,隐血试验常呈阳性反应;隐血试验也用于消化道出血性疾病的鉴别,如消化道恶性肿瘤多呈持续阳性,良性病变多为间歇阳性;隐血试验可作为消化道恶性肿瘤普查的一个筛选指标,连续检测可对早期发现消化道恶性肿瘤有重要价值。

11. 引起血清高球蛋白血症的常见原因有:血液浓缩、各种原因引起的严重脱水、体液丢失过多(如腹泻、呕吐)等;自身免疫性肝炎、慢性病毒性肝炎、肝硬化、乙醇性肝病等慢性肝脏疾病;多发性骨髓瘤、淋巴瘤、原发性巨球蛋白血症等 M 蛋白血症;类风湿关节炎、风湿热、系统性红斑狼疮等自身免疫性疾病;结核病、疟疾、黑热病等慢性感染性疾病。

12. 血清低蛋白血症,主要是清蛋白减低。常见原因有:蛋白质摄入不足,如营养不良、长期饥饿、消化吸收不良等;蛋白合成障碍,如各种肝炎、肝硬化引起的肝细胞损伤;蛋白质丢失过多,如严重烧伤、肾病综合征、急性大出血、蛋白丢失性肠病等;蛋白质消耗增加,如恶性肿瘤、甲亢、重症结核、高热等慢性消耗性疾病;其他,如钠水潴留、腹水、胸水等。

13. 临床上三种黄疸的血液、尿液及粪便改变(表 5-5)

表 5-5　正常人及三种黄疸的胆色素代谢检查变化

标本	指标	健康人	溶血性黄疸	肝细胞性黄疸	胆汁淤积性黄疸
血清	总胆红素	正常	增高	增高	增高
	未结合胆红素	正常	增高	增高	正常/增高
	结合胆红素	正常	增高/正常	增高	增高
尿液	颜色	浅黄	深黄	深黄	深黄
	尿胆原	阴性或弱阳性	强阳性	阳性	阴性
	尿胆素	阴性	阳性	阳性	阴性
	胆红素	阴性	阴性	阳性	阳性
粪便	颜色	黄褐	深色	黄褐或变浅	变浅或白陶土色
	粪胆素	正常	增高	减低/正常	减低/消失

14. 渗出液与漏出液的鉴别（表5-6）

表5-6 漏出液与渗出液的鉴别

指标	漏出液	渗出液
病因	非炎性	炎性、肿瘤或物理、化学刺激
颜色	淡黄色、浆液性	深黄色、脓性、血性或乳糜性
透明度	清晰透明或微浑	混浊
比重	< 1.015	> 1.018
凝固性	不易凝固	易凝固
黏蛋白定性	阴性	阳性
蛋白质定量 (g/L)	< 25	> 30
积液 / 血清蛋白比值	< 0.5	> 0.5
葡萄糖	接近于血糖	低于血糖
LDH (U/L)	< 200	> 200
积液 / 血清 LDH 比值	< 0.6	> 0.6
CRP (mg/L)	< 10	> 10
细胞总数 (×10^6/L)	< 100	> 500
有核细胞分类	以淋巴细胞为主，偶见间皮细胞	炎症以中性粒细胞为主，结核慢性期、恶性肿瘤以淋巴细胞为主
肿瘤细胞	无	可有
病原体	无	可有

15. 血清钾增高，当血清钾高于 5.5mmol/L 为高钾血症。血清钾高于 7.5mmol/L 将引起心律失常甚至心脏骤停，必须给予合适治疗。血清钾增高见于：摄入过多，如输入大量库存血、补钾过多过快、过度使用含钾药物；钾排泄障碍，如急性或慢性肾功能衰竭、肾上腺皮质功能减退、长期使用潴钾利尿剂、长期低钠饮食等；细胞内钾外移增多，如大面积烧伤、创伤、挤压综合征、血管内溶血等组织损伤以及缺氧、酸中毒等。

16. 血清钾减低，当血清钾低于 3.5mmol/L 为低钾血症。血清钾低于 3.0mmol/L，可出现心脏骤停。血清钾减低见于：摄入不足，如长期低钾饮食、禁食、营养不良或吸收障碍、大手术后，不能进食又未补钾；丢失过多，如严重呕吐、腹泻、大量出汗、肾小管酸中毒、长期应用糖皮质激素、服用排钾利尿剂及肾上腺皮质功能亢进等；钾向细胞内转移：如碱中毒、大量应用胰岛素等；分布异常，如肾性水肿或输入无钾液体，细胞外液稀释，血钾降低。

17. 血清钙变化　①血钙增高,当血清总钙超过 2.58mmol/L 为高血钙症,见于:摄入过多,如静脉输入钙过多、饮用大量牛奶等;溶骨作用增强,原发性甲状旁腺功能亢进症、多发性骨髓瘤、骨肉瘤等;吸收增加,如大量应用维生素 D;排出减少,如急性肾功能不全。②血钙降低,当血清总钙低于 2.25mmol/L 为低血钙症,见于:成骨作用增强,如甲状旁腺功能减低、恶性肿瘤骨转移等;吸收减少,如维生素 D 缺乏、婴儿手足搐搦症及骨质软化症等;摄入不足,如长期低钙饮食;吸收障碍,如长期腹泻及小肠吸收不良综合征等;肾脏疾病。

18. 血清胆固醇变化

(1) 总胆固醇增高见于:①长期高胆固醇和高脂肪饮食。②严重胆道梗阻,如胆结石、肝脏肿瘤、胰头癌等。③高脂血症、冠心病、动脉粥样硬化。④其他,如糖尿病晚期、肾病综合征、甲状腺功能减退症、脂肪肝等。

(2) 总胆固醇降低主要见于严重肝病如肝细胞性黄疸、门脉性肝硬化晚期等,亦可见于营养不良、严重贫血、恶性肿瘤等慢性消耗性疾病及甲状腺功能亢进症。

19. 评价男性生育能力的指标　精液量、精液液化时间、精子活动力、精子活动率、精子计数、精液形态等。

20. 表 5-1 为 4 个病人的血常规检查的白细胞、中性粒细胞与淋巴细胞的结果,判读结果(写出简要结论即可)

A 病人为病毒感染所致,B 病人存在中性粒细胞缺乏症,C 病人为细菌感染所致,D 病人则存在淋巴细胞减少。

21. (1) 仪器法检测该病人外周血 PLT 减少,为错误的结果。骨髓细胞学检查未见 PLT 减少,皮肤黏膜无出血点等,过去史无出血性疾病,说明该病人血液离体后,在 EDTA 抗凝剂中发生 PLT 聚集,导致仪器法检查结果不准确。

(2) 可以使用其他抗凝剂如柠檬酸钠抗凝血液后立即进行仪器法检测,也可以使用手工法如草酸铵液显微镜人工计数法计数 PLT。

(3) 死胎,EDTA 依赖性假性血小板减少症。

22. 常见的红细胞形态异常

异常红细胞形态可分为红细胞大小、形状、血红蛋白含量及红细胞内出现异常结构这 4 种异常。红细胞大小异常:大红细胞或小红细胞,红细胞形状异常:球形红细胞或椭圆形红细胞,红细胞内血红蛋白含量异常:低色素性或高色素性,红细胞内出现异常结构:豪焦小体或嗜碱性点彩红细胞等。

23. (1) 根据以上资料,该病人初步诊断为:缺铁性贫血。诊断依据:①月经过多:近 2 年月经量增多,近 1 年来更加明显增多。②实验室检查:Hb 64g/L,RBC 3.6×10^{12}/L,MCV 78fl,MCH 18pg,MCHC 229g/L,HCT 28%,RDW 18%,外周血涂片红细胞以小红细胞为主,应为小细胞低色素性贫血。③血清铁降低。

(2) 为明确诊断,应进一步做血清铁蛋白、总铁结合力测定,必要时还可做骨髓检查和铁染色;为明确病因,应进一步做妇科检查:包括 B 超、激素水平等检查。

24. 对尿液标本的收集的要求　①使用一次性容器,要求清洁、干燥、足够大(50ml),开口大,最好有盖。②避免阴道分泌物、月经血、前列腺分泌物、粪便等的污染。③有明显的标记。④及时送检,2 小时内完成检查。⑤如不能及时送检,应做好防腐。

25. 脑脊液标本采集后应立即送检的原因　①放置过久可因细胞破坏或因细胞包裹于纤维蛋白凝块中而导致细胞数及分类不准。②标本中葡萄糖分解会使其结果偏低。③标本中细菌自溶或死亡则影响检出率。

26. 精液检查的目的　①评价男性生育功能。②提供不育症的诊断和疗效观察依据。③辅助男性生殖系统疾病的诊断,输精管结扎术后的疗效观察。④为体外受精和精子库筛选优质精子。⑤法医学鉴定。

（林发全　张纪云　田景惠）

第六章 心电图检查

一、学习目标与考纲精要

(一) 学习目标

1. 掌握心电图测算的基本方法、心电图机的正确使用方法、正常心电图的图形特点和正常值。

2. 熟悉常见异常心电图、心电图的临床应用价值。

3. 了解心电图的形成原理、阅读心电图的方法与步骤。

(二) 考纲精要

1. 心电图的概念。

2. 标准导联、加压单极肢体导联和胸导联的连接方法。

3. 心电图各波(段)的形成及意义。

4. 心电图测算,包括各波(段)的时间与电压、心率(律)、心电轴。

5. 正常心电图的图形特点和正常值范围。

6. 心房肥大、心室肥厚的心电图特征。

7. 心肌缺血、心肌梗死的心电图特征。

8. 常见心律失常的心电图特征　窦性心动过速及过缓、阵发性室上性心动过速、室性心动过速、期前收缩、心房(心室)扑动、心房(心室)颤动、房室传导阻滞等。

9. 电解质紊乱与药物影响的心电图特征,包括高(低)钾血症、洋地黄效应等。

10. 心电图的描记方法、阅读顺序及分析方法。

二、自测训练题

(一) 选择题

【A1 型题】

1. 三度房室传导阻滞的心电图特点是

A. 心室率 < 60 次 / 分

B. 宽大畸形的 QRS 波群

C. P-P 间距小于 R-R 间距,P 波与 QRS 波无关

D. 可见心室夺获

E. P-R 间期延长

2. 由于旁路传导所致的心律失常是

A. 逸搏及逸搏心律　　　　　　　　　　B. 室性期前收缩

C. 心房颤动　　　　　　　　　　　　　D. 预激综合征

E. 窦性心动过缓

3. 室性期前收缩宽大畸形的 QRS 波群前为

A. 无窦性 P 波

B. 有窦性 P 波

C. 有提前出现的 P' 波

D. 无相关的 P 波或提早出现的 P' 波

E. 有逆行 P' 波

4. 二度 I 型房室传导阻滞最主要的诊断依据是

A. P 波与 QRS 波群无关　　　　B. 有心室漏搏

C. P-P 间期逐次延长　　　　D. R-R 间距逐次缩短

E. P-R 间期逐次延长加漏搏

5. 某病人的心电图,P 波与 QRS 波群均有规律出现,P 波与 QRS 波不相关,P 波频率 > QRS 波群频率。其诊断考虑为

A. 交界性心律

B. 二度 I 型(莫氏 I 型)房室传导阻滞

C. 二度 II 型(莫氏 II 型)房室传导阻滞

D. 阵发性室上性心动过速

E. 三度房室传导阻滞

6. 预激综合征病人最常伴发

A. 窦性心动过速　　　　B. 一度房室传导阻滞

C. 心房颤动　　　　D. 完全性房室传导阻滞

E. 室上性阵发性心动过速

7. 关于室性期前收缩心电图表现,**错误**的是

A. 有提前出现的宽大畸形的 QRS 波群

B. T 波方向与 QRS 主波方向相反

C. QRS 波群前出现倒置 P 波

D. 代偿间歇完全

E. 可出现室性融合波

8. **不符合**阵发性室性心动过速心电图特点的是

A. 连续 3 次以上的室性期前收缩　　　　B. 心室率超过 100 次/分

C. P 波与 QRS 波群常有关　　　　D. 可见室性融合波

E. QRS 波群宽大畸形

9. 三度房室传导阻滞**不出现**

A. P 波与 QRS 波群无关　　　　B. 室性逸搏心律

C. P-P 间距 < R-R 间距　　　　D. 心室夺获

E. 房室分离

10. 关于房性期前收缩的心电图特征,**不正确**的是

A. 有提早出现的 P' 波

B. P'-R 间期 > 0.12 秒

C. P' 波与窦性 P 波形态常不同

D. 代偿间歇不完全

E. 多数 P' 波后的 QRS 波群宽大畸形

11. 关于室性心动过速,错误的是

A. P 波与 QRS 波群无固定关系　　　B. QRS 波群宽度 < 0.12 秒

C. 第一心音强弱不等　　　D. 心律可稍不齐

E. 按压颈动脉窦无效

12. 可见窦性 P 波的是

A. 心房扑动呈 4 : 1 下传　　　B. 心房颤动

C. 房性阵发性心动过速　　　D. 窦性心动过速

E. 室上性阵发性心动过速

13. 用目测法判断心电轴左偏的是

A. Ⅰ和Ⅲ导联主波向上

B. Ⅰ导联主波向下,Ⅲ导联主波向上

C. Ⅰ导联主波向上,Ⅲ导联主波向下

D. Ⅰ和Ⅲ导联主波向下

E. 以上都不是

14. 关于正常胸导联的 QRS 波群的形态和变动范围,**不正确**的是

A. $V_1 \sim V_5$ 导联 R 波逐渐增高,S 波逐渐减小

B. V_1、V_2 多呈 rS 型

C. V_3 导联的 R/S 接近于 1

D. V_5 导联 R 波可超过 2.5mV

E. V_1 不应有 QS 型

15. 关于正常 ST 段的偏移范围,**不正确**的是

A. ST 段下降在胸导联不超过 0.05mV

B. ST 段抬高在 V_1 导联不超过 0.30mV

C. ST 段抬高在 V_3 导联不超过 0.30 mV

D. ST 段抬高在 V_5 导联不超过 0.10 mV

E. ST 段下降在肢体导联不超过 0.10mV

16. 左心室肥厚时,最重要的心电图诊断指标是

A. 额面心电轴 – 15°　　　B. 左心室高电压

C. ST–T 段继发性改变　　　D. QRS 波群时限延长

E. 右心室高电压

17. 诊断陈旧性心肌梗死的心电图可靠依据是

A. 异常 Q 波　　　B. T 波倒置

C. ST–T 段水平下降　　　D. T 波高尖

E. ST 段抬高与 T 波融合成单向曲线

18. 提示心电图上有房室交界性期前收缩的是

A. 提前出现宽大畸形 QRS 波群

B. 提前出现逆行 P' 波

C. 提前出现 P-QRS-T 波群

D. 代偿间歇完全

E. T 波与 QRS 波群主波方向相反

19. 心电图检查不能做出直接诊断的是

A. 心律失常   B. 心室肥厚   C. 心功能级别

D. 高血钾   E. 心肌缺血

20. 有关心电图各波段的叙述,错误的是

A. P 波为心房除极波

B. P-R 间期为心房除极时间

C. QRS 波群为心室除极波

D. 心室复极晚期的心电图变化表现为 T 波

E. Q-T 间期为心室除极和复极时间之和

21. 心电图检查时,连接红色肢体导联线的电极应连接

A. 右上肢   B. 右下肢   C. 左下肢

D. 胸前   E. 左上肢

22. **不是**由心室电活动引起的是

A. P 波   B. T 波   C. QRS 波群

D. U 波   E. ST 段

23. 正常心电图,P 波一定倒置的导联是

A. I 导联   B. aVL 导联   C. II 导联

D. 胸导联   E. aVR 导联

24. 可肯定为病理性 Q 波的是

A. aVR 导联呈 QS 型

B aVF 导联 Q 波时限 0.02 秒

C. II 导联 Q 波振幅等于同导联 R 波的 1/6

D. V$_{1-3}$ 导联呈 Qr 型,时限 0.06 秒

E. V$_5$ 导联呈 qRs 型

25. 属于不正常 T 波的是

A. I 导联直立   B. V$_5$ 导联倒置   C. aVR 导联倒置

D. aVL 导联平坦   E. V$_1$ 导联双向

26. 病理性 Q 波常见于

A. 心肌梗死   B. 二尖瓣狭窄   C. 心力衰竭

D. 心包积液   E. 心绞痛

27. 对急性心肌梗死诊断价值最大的心电图特征是

A. 单纯 ST 段抬高

B. 单纯异常 Q 波

C. 异常 Q 波,ST 段弓背抬高同时出现

D. 冠状 T 波

E. ST 段压低 0.10mV

28. Ⅰ、Ⅲ导联 QRS 波群主波方向都向上,则心电轴

A. 不偏　　　　　　　　　　　　　　B. 轻度左偏

C. 轻度右偏　　　　　　　　　　　　D. 重度左偏

E. 重度右偏

29. 室性期前收缩最常见于

A. 风湿性心脏病　　　　　　　　　　B. 急性心肌梗死

C. 二尖瓣狭窄　　　　　　　　　　　D. 甲状腺功能亢进症

E. 低钾血症

30. 心肌梗死病人,其心电图表现为巨大高耸 T 波,随后出现 ST 段抬高,但无异常 Q 波,则该病人处于心肌梗死的

A. 超急期　　　　　　B. 急性期　　　　　　C. 近期

D. 陈旧期　　　　　　E. 亚急性期

31. 某病人,其心电图上出现了坏死型 Q 波,损伤型 ST 段及缺血型 T 波改变,则此病人可能处于心肌梗死的

A. 超急期　　　　　　B. 急性期　　　　　　C. 近期

D. 陈旧期　　　　　　E. 亚急性期

32. 陈旧性透壁性心肌梗死病人,其心电图一定有

A. T 波高耸　　　　　　　　　　　　B. ST 段弓背向上抬高

C. T 波倒置　　　　　　　　　　　　D. 坏死型 Q 波

E. ST 段下移

33. 典型心绞痛发作时,面对缺血区的导联,ST 段表现为

A. 延长　　　　　　B. 缩短　　　　　　C. 不变

D. 抬高　　　　　　E. 下移

34. 心电图诊断心房颤动最重要的证据是

A. 出现异常 P 波　　　　　　　　　　B. P 波消失,代之以 f 波

C. R–R 间距不规则　　　　　　　　　D. QRS 波群形态不一致

E. 心室率快

【B1 型题】

(35~36 题共用备选答案)

A. Ⅰ导联　　　　　　B. V₂ 导联　　　　　　C. Ⅲ导联

D. V₁ 导联　　　　　　E. aVR 导联

35. P 波一定倒置的导联是

36. P 波一定直立的导联是

(37~38 题共用备选答案)

A. 二尖瓣狭窄　　　　　　　　　　　B. 肺炎

C. 心肌梗死　　　　　　　　　　　　D. 慢性肺源性心脏病

E. 心包积液

37. P 波 > 0.25mV 见于

38. P 波 > 0.12 秒见于

（39~40 题共用备选答案）

A. 左心房肥大 　　 B. 左心室肥厚 　　 C. 右心房肥大

D. 右心室肥厚 　　 E. 全心大

39. 左心室高电压的是

40. 右心室高电压的是

（41~42 题共用备选答案）

A. 正常 　　 B. 低平或平坦 　　 C. 高尖

D. 双峰状 　　 E. 倒置

41. 低血钾时，T 波

42. 高血钾时，T 波

（43~44 题共用备选答案）

A. ST 段下移 0.05mV 　　　　　　　　 B. ST 段弓背向上抬高

C. ST 段下移 0.03mV 　　　　　　　　 D. ST 段弓背向下抬高

E. ST 段无偏移

43. 急性心肌梗死为

44. 慢性冠状动脉供血不足为

（45~46 题共用备选答案）

A. 仅有 P–R 间期延长，每个 P 波之后均有 QRS 波群

B. P–R 间期逐渐延长直至脱落一个 QRS 波群，然后 P–R 间期又由短变长

C. P–R 间期恒定，房室传导比例为 2∶1、3∶2、4∶3 等

D. 房室传导比例为 3∶1 或 3∶1 以上

E. 房室完全分离，心房率 > 心室率

45. 符合三度房室传导阻滞心电图特征的是

46. 符合二度 I 型房室传导阻滞心电图特征的是

【B2 型题】

（47~51 题共用备选答案）

A. P 波 　　 B. PR 段 　　 C. P–R 间期

D. QRS 波群 　　 E. ST 段 　　 F. T 波

G. Q–T 间期 　　 H. u 波

47. 反映心房除极的是

48. 反映心室除极的是

49. 反映心室早期复极过程的是

50. 反映心室晚期复极过程的是

51. 反映心室除极与复极总时间的是

（52~54 题共用备选答案）

A. 胸骨右缘第 4 肋间

B. 胸骨左缘第 4 肋间

C. V₂ 与 V₄ 连线中点

D. 左锁骨中线平第 5 肋间

E. 左腋前线与 V_4 同一水平

F. 左腋中线与 V_4 同一水平

G. 左腋后线 V_4 水平

H. 左肩胛线 V_4 水平

52. V_1 导联探查电极放置于

53. V_3 导联探查电极放置于

54. V_5 导联探查电极放置于

(55~59 题共用备选答案)

A. V_1~V_3 导联   B. V_1~V_6 导联

C. Ⅱ、Ⅲ、aVF 导联   D. Ⅰ、aVL 导联

E. V_3~V_5 导联   F. V_3R~V_{5R} 导联

G. V_7~V_9 导联   H. Ⅰ、Ⅱ、Ⅲ导联

55. 下壁心肌梗死坏死型 Q 波出现于

56. 前间壁心肌梗死坏死型 Q 波出现于

57. 前壁心肌梗死坏死型 Q 波出现于

58. 高侧壁心肌梗死坏死型 Q 波出现于

59. 广泛前壁心肌梗死坏死型 Q 波出现于

【X 型题】

60. 干扰心电图波形的因素有

A. 室温过低   B. 心电图机未接地线

C. 接触电极板的皮肤不洁   D. 体位不舒适

E. 精神紧张

61. 正常的心电图指标为

A. R_{V5} = 2.0mV   B. R_{V1} = 1.0mV

C. aVR 出现 Qr 波   D. Q 波时限 0.04 秒

E. QRS 波群时限 0.12 秒

62. **不正常**的心电图指标为

A. V_1 导联 P 波双相   B. aVR 导联 P 波直立

C. Ⅰ导联 P 波倒置   D. Ⅱ导联 P 波电压 0.20mV

E. P–R 间期 > 1.20 秒

63. 心电图上可出现 ST 段改变的有

A. 阵发性室上性心动过速   B. 左心室肥厚

C. 心绞痛   D. 高钙血症

E. 低钾血症

64. 心肌缺血时,心电图可表现为

A. T 波高大直立   B. U 波增高   C. P 波高尖

D. T 波低平或双向   E. T 波倒置

65. P(P')–R 间期 < 0.12 秒的有

A. 房性期前收缩   B. 一度房室传导阻滞

C. 交界性期前收缩　　　　　　　　　　D. 预激综合征

E. 房性逸搏

66. 心电图上可出现 Q-T 间期短缩的有

A. 低钾血症　　　　　B. 高钾血症　　　　　C. 高钙血症

D. 洋地黄效应　　　　E. 奎尼丁作用

67. 阵发性室上性心动过速（PSVT）的心电图特征为

A. QRS 波群时限及形态正常　　　　　　B. 有室性融合波

C. 节律绝对规则　　　　　　　　　　　D. 节律绝对不整

E. 伴有继发性 ST-T 改变

68. 心房扑动的心电图特征为

A. P 波消失,代之以 F 波

B. P 波消失,代之以 f 波

C. 心房率 250~350 次 / 分

D. 心房率 350~600 次 / 分

E. 心室律绝对不规则

69. 室性期前收缩的心电图特征有

A. 宽大畸形的 QRS 波群提早出现

B. QRS 波群时限与形态正常

C. 代偿间歇完全

D. 代偿间歇不完全

E. 心室率 > 100 次 / 分

(二) 名词解释

1. 心电图

2. 心律失常

3. 窦性心律

4. 期前收缩

5. 阵发性心动过速

(三) 填空题

1. 临床上常用的心电图导联为 ＿＿＿＿＿ , ＿＿＿＿＿ 及 ＿＿＿＿＿。

2. 胸导联 V_1~V_6 的常规放置部位分别为: ＿＿＿＿＿ 、＿＿＿＿＿ 、＿＿＿＿＿ 、

＿＿＿＿＿ 、＿＿＿＿＿。

3. QRS 波群的命名,在等电位线上的第一个向上的波,称为 ＿＿＿＿＿ 波;第一个向下的波,称为 ＿＿＿＿＿ 波;向上波之后出现向下的波,称为 ＿＿＿＿＿ 波。

4. 当心律规则时,其计算心率的公式为 ＿＿＿＿＿ ;心律不规则时,心率计算为 ＿＿＿＿＿。

5. R_{V1},R_{V5},R_{V1} + S_{V5} 及 R_{V5} + S_{V1} 的电压正常值分别为 ＿＿＿＿＿ , ＿＿＿＿＿ ,

＿＿＿＿＿ , ＿＿＿＿＿。

6. 正常胸前导联 T 波的方向应 ＿＿＿＿＿ ,其高度为 ＿＿＿＿＿。

7. 正常 ST 段为一等电位线,任何导联 ST 段下降不应超过 ＿＿＿＿＿ ;ST 段抬高,心前区导联 V_1、V_2、V_3 不应超过 ＿＿＿＿＿ ,V_4~V_6 导联不超过 ＿＿＿＿＿。

8. 正常窦性心律的诊断要点为 _____ , _____ , _____ , _____ 。

9. 右心房肥大时 P 波电压 _____ ,时间 _____ ,亦称为 _____ ;左心房肥大时 P 波电压 _____ ,时间 _____ ,亦称为 _____ 。

10. 冠脉血流阻断后,随着时间的推移,在心电图上可先后出现 _____ 、 _____ 和 _____ 三种类型的图形改变。

11. 一度房室传导阻滞的诊断要点为 _____ , _____ 。

12. 冠状 T 波是指 T 波呈 _____ ,高血钾时 T 波呈 _____ 状,低血钾时 T、u 可融合似 _____ ,洋地黄作用引起的 ST-T 改变呈 _____ 状。

13. 急性心肌梗死心电图演变分为 _____ 、 _____ 、 _____ 、 _____ 四期。

14. 过早搏动根据异位起搏点,分为 _____ 、 _____ 、 _____ 3 类。

15. 正常时,每一心动周期在心电图上都可以出现 4 个波, _____ 个段和 _____ 个间期。

16. 心电图纸上,纵向距离代表 _____ ,横向距离代表 _____ 。

17. _____ 和 _____ 是室性快速异位心律最严重的状态。

(四) 问答题

1. 双极肢体导联如何连接?

2. 加压单极肢体导联如何连接?

3. 常规胸导联如何连接?

4. 简述左心室肥厚的心电图诊断主要标准。

5. 简述心房颤动心电图的主要特点。

6. 简述心电图的阅读及分析方法。

7. 给 65 岁病人作心电图描记,结果为 II、III、aVF 导联 ST 段下移 0.1mV,T 波小于同导联 R 波的 1/10。请解答:病人可能存在什么情况? 为解除病人疑虑,护士可向病人说明什么?

8. 正常窦性心律的心电图特征是什么?

9. 何谓异常 Q 波? 出现时有何病理意义?

10. 病人出现哪些期前收缩提示可能会发生严重心律失常?

11. 心电图检查的临床应用范围有哪些?

三、参考答案

(一) 选择题

1. C	2. D	3. A	4. E	5. E
6. E	7. C	8. C	9. D	10. E
11. B	12. D	13. C	14. D	15. E
16. B	17. A	18. B	19. C	20. B
21. A	22. A	23. E	24. D	25. B
26. A	27. C	28. A	29. B	30. A
31. B	32. D	33. E	34. B	35. E
36. A	37. D	38. A	39. B	40. D

41. B	42. C	43. B	44. A	45. E
46. B	47. A	48. D	49. E	50. F
51. G	52. A	53. C	54. E	55. C
56. A	57. E	58. D	59. B	60. ABCDE
61. AC	62. BCE	63. ABCDE	64. ADE	65. CD
66. BC	67. ACE	68. AC	69. AC	

（二）名词解释

1. 心电图　用心电图机（即精密的电流计），在体表将心脏电激动所产生的微小电流变化描记下来，形成一条连续的曲线，即为心电图。

2. 心律失常　当各种原因使心脏激动的起源或（和）传导出现异常，称为心律失常。

3. 窦性心律　窦房结为正常心脏的起搏点，凡是起源于窦房结的心律称为窦性心律。

4. 期前收缩　也称过早搏动，简称早搏，是临床上最常见的心律失常。是由于窦房结以下的某一个异位起搏点自律性增高，在窦房结激动尚未抵达其位置之前，过早发出了激动。

5. 阵发性心动过速　心脏的异位起搏点自律性增高时，连续出现 3 次或 3 次以上的期前收缩称为阵发性心动过速。

（三）填空题

1. 标准导联 / Ⅰ、Ⅱ、Ⅲ，加压单极肢体导联 /aVL、aVF、aVR，心前区导联 / 胸导联 / $V_1 \sim V_6$

2. V_1（胸骨右缘第 4 肋间），V_2（胸骨左缘第 4 肋间），V_3（V_2 与 V_4 连线的中点），V_4（左锁骨中线第 5 肋间相交处），V_5（左腋前线与 V_4 同一水平），V_6（左腋中线与 V_4 同一水平）

3. R，Q，S

4. 60/R–R 间距或 P–P 间距，6 秒内 QRS 波群或 P 波数 × 10

5. < 1.0 mV，< 2.5 mV，< 1.2 mV，< 3.5 mV（女）~4.0 mV（男）

6. 与 QRS 主波方向一致，不低于同导联 R 波的 1/10

7. 0.05mV，0.3 mV，0.1 mV

8. P_{aVR} 倒置，$P_{Ⅰ、Ⅱ、aVF}$ 直立，60~100 次 / 分，P–R 间期 0.12~0.20 秒，同一导联 P–P 间距相差 < 0.12 秒

9. ≥ 0.25mV，正常 < 0.12 秒，肺型 P 波，正常 < 0.25mV，≥ 0.12 秒，二尖瓣型 P 波

10. 缺血，损伤，坏死

11. P–R 间期 ≥ 0.20 秒，每个 P 波后均有一相关 QRS 波

12. 对称性深尖倒置，高尖 / 帐篷，双峰 / 驼峰，鱼钩

13. 超急期，急性期，亚急性期，陈旧期

14. 房性，交界性，室性

15. 2，2

16. 电压，时间

17. 心室扑动，心室颤动

（四）问答题

1. 双极肢体导联即标准导联，反映 2 个肢体之间的电位差变化，分别用 Ⅰ、Ⅱ、Ⅲ三个

罗马字作为标记（表6-1）。

表6-1 标准导联连接法

导联符号	正极（探查电极）	负极
Ⅰ	左上肢	右上肢
Ⅱ	左下肢	右上肢
Ⅲ	左下肢	左上肢

2. 加压单极肢体导联属单极导联，基本上代表检测部位的电位变化（表6-2）。

表6-2 加压单极肢体导联连接法

导联名称	导联符号	正极（探查电极）	负极
加压单极右上肢导联	aVR	右上肢	左上肢 + 左下肢
加压单极左上肢导联	aVL	左上肢	右上肢 + 左下肢
加压单极左下肢导联	aVF	左下肢	右上肢 + 左上肢

3. 胸导联又称心前区导联，属单极导联，即将正极（探查电极）分别放置于心前区不同部位，负极则与中心电端连接（表6-3）。

表6-3 常用心前区导联连接法

导联符号	正极（探查电极）	负极
V_1	胸骨右缘第4肋间	中心电端
V_2	胸骨左缘第4肋间	中心电端
V_3	V_2与V_4连线中点	中心电端
V_4	左锁骨中线平第5肋间	中心电端
V_5	左腋前线与V_4同一水平	中心电端
V_6	左腋中线与V_4同一水平	中心电端

4. 左心室肥厚的心电图诊断主要标准

（1）QRS波群电压增高或左心室高电压：①肢体导联$R_{aVL} > 1.2mV$或$R_{aVF} > 2.0mV$或$R_I > 1.5mV$或$R_I + S_{III} > 2.5mV$；②心前导联R_{V5}、$R_{V6} > 2.5mV$或$R_{V5} + S_{V1} > 3.5mV$（女）~$4.0mV$（男）。

（2）可出现额面心电轴左偏。

（3）$VAT_{V5} > 0.05$秒，QRS时限达$0.10~0.11$秒，但一般< 0.12秒。

（4）ST–T 改变：在 R 波为主的导联出现 ST 段下降 > 0.05mV，T 波低平、双向或倒置。

5. 心房颤动心电图的主要特点：①P 波消失，代之以大小、形态不一颤动波（f 波），频率 350~600 次 / 分。②心室律绝对不规则。③QRS 波形态和时限正常。

6. 心电图的阅读及分析方法

（1）一般浏览：确认定准电压、走纸速度、有无导联记录或标记错误，判别和排除伪差或干扰，如肌肉震颤、基线漂移、交流电干扰。

（2）判断心脏位置：主要通过心电轴偏移的度数及是否有钟向转位大致判断心脏在胸腔中的位置。

（3）确定主导心律：寻找并分析 P 波的形态和出现规律，确定主导心律是否为窦性心律。若不是应分析是哪一种异位心律起主导作用。然后分别测量心房率或心室率。

（4）分析 P 波与 QRS 波及相互关系：注意各导联 P 波与 QRS 波的形态、时间、电压变化，P 波与 QRS 波的出现顺序，P–R 间期的时间及是否固定等判断有无心律失常。

（5）观察 ST–T 改变及改变类型。

（6）得出结论：系统而重点列出心电图特征，至少应考虑心脏在心律、传导、心房室大、心室肥厚和心肌四个方面有无异常，然后紧密结合临床做出心电图诊断。

7. 病人可能有心肌缺血。因病人为老年人，加之 Ⅱ、Ⅲ、aVF 导联 ST 段下移均 > 0.05mV，提示心肌缺血。

向病人说明：心电图检查是辅助诊断项目之一，仅作参考，尚需结合临床资料综合分析，才能做出有关疾病的诊断，故应门诊就医，进一步检查和处理；体检发现的问题一般属早期，可及时处理，不必有顾虑；近期内需注意休息，避免加重心脏负担的因素，遵嘱复查。

8. 成人正常窦性心律的心电图特征　①P 波呈钝圆形，在 Ⅰ、Ⅱ、aVF 导联直立，aVR 导联倒置。②P 波有规律出现，频率为 60~100 次 / 分，婴幼儿可达 130~150 次 / 分。③PR 间期 0.12~0.20 秒。④P–P 间距固定，同一导联上 P–P 间距相差 < 0.12 秒。

9. 异常 Q 波，即时间 ≥ 0.04 秒，电压≥同导联 R 波 1/4。正常人 V_1、V_2 导联不应有 q 波，但可出现 QS 波。异常 Q 波最常见于心肌梗死。

10. 频发（> 5 次 / 分）、联律、成对、多形性、多源性室性期前收缩，期前收缩的 QRS 波形态宽而矮、有顿挫（时间 > 0.18 秒，电压 < 1.0mV），R on T 或 R on P 性室性期前收缩多为病理性，且多为严重心律失常的先兆。

11. 心电图的主要应用范围　①分析与鉴别各种心律失常。②查明各种原因所引起的心肌病变，尤其对心肌梗死的定性、定位、定期的判断具有极为重要的临床价值。③反映心房、心室肥厚的情况，对各种心脏疾病的诊断提供有价值的资料。④判断某些药物在应用中对心肌影响的程度，以及对心律失常治疗的效果，为临床用药的决策提供依据。⑤对其他疾病和电解质紊乱的辅助诊断，如心包炎、血钙和血钾过低或过高。⑥心电图和心电监护还广泛应用于手术麻醉以及各种危重病人的抢救。

（刘成玉）

第七章 影像学检查

第一节 X线检查

一、学习目标与考纲精要

(一) 学习目标

1. 掌握临床常用X线检查的术前准备及其护理。

2. 熟悉呼吸、循环、消化系统及骨与关节的正常X线表现及其基本病变的X线表现。

3. 了解X线检查的常用方法、X线图像特点及X线成像原理。

(二) 考纲精要

1. X线的特性以及成像原理。

2. X线检查的常用方法。

3. 造影检查的术前准备及其护理。

4. 呼吸系统、消化系统、循环系统、骨和关节的正常X线表现。

5. 肺不张、肺气肿、渗出、纤维化、结节与肿块、空洞与空腔、胸腔积液、气胸等基本病变的X线表现及其临床意义。

6. 心脏增大、心脏形态改变、肺充血、肺血减少、肺淤血等基本病变的X线表现。

7. 黏膜皱襞的改变、充盈缺损、龛影等胃肠道基本病变的X线表现及其临床意义。

8. 胃良性、恶性溃疡的X线特点。

9. 骨质疏松、骨质软化、骨质破坏、骨质坏死、骨膜增生等骨骼基本病变的X线表现及其临床意义。

10. 关节肿胀、破坏、强直、脱位等关节病变的X线表现及其临床意义。

二、自测训练题

(一) 选择题

【A1型题】

1. 从事X线工作的医务人员,应采取防护措施是因为X线具有

A. 穿透作用　　　　　B. 荧光作用　　　　　C. 摄影作用

D. 电离作用　　　　　E. 辐射作用

2. X线透视检查的基础是

A. 穿透性　　　　　　B. 荧光效应　　　　　C. 摄片效应

D. 生物效应　　　　　E. 电离效应

3. 胃肠钡餐造影检查前准备不包括

A. 停服影响胃肠功能的药物3天

187

B. 忌服含重金属的药物3天

C. 检查前1天作造影剂过敏试验

D. 检查前禁食12小时

E. 有幽门梗阻者必要时抽尽胃内容物

4. 人体组织按密度高低依次可分为

A. 含气组织、脂肪、软组织(包含体液)、骨骼

B. 脂肪、含气组织、骨骼、软组织(包含体液)

C. 骨骼、软组织(包含体液)、脂肪、含气组织

D. 骨骼、脂肪、软组织(包含体液)、含气组织

E. 软组织(包含体液)、脂肪、骨骼、含气组织

5. 观察时必须用人工对比的是

A. 含气肺组织   B. 骨盆   C. 肩关节

D. 胃肠道   E. 上颌窦

6. 纵隔向患侧移位可见于

A. 肺气肿   B. 肺不张   C. 胸腔积液

D. 气胸   E. 渗出性实变

7. 纵隔向健侧移位可见于

A. 胸腔积液   B. 胸膜增厚   C. 肺不张

D. 肺纤维化   E. 炎性渗出性实变

8. 正常肺门影主要构成是

A. 肺动脉和支气管   B. 肺静脉和淋巴组织   C. 肺动脉和淋巴组织

D. 肺动脉和肺静脉   E. 支气管动脉和肺静脉

9. 正常肺纹理主要构成是

A. 支气管   B. 肺泡壁   C. 肺动静脉

D. 肺泡   E. 淋巴管

10. 常规胸片中,对结构显示最差的是

A. 胸椎   B. 肋骨   C. 肋软骨

D. 锁骨   E. 横膈

11. 胃肠疾病的X线诊断方法,最主要的是

A. 普通透视   B. 普通摄片   C. 硫酸钡造影

D. 碘油造影   E. 充气造影

12. 钡剂灌肠时,最主要的检查前准备是

A. 检查前摄腹部平片

B. 检查前1天晚餐后禁食

C. 检查前1小时禁饮水

D. 停用影响胃肠蠕动的药物

E. 清洁肠道

13. 十二指肠球部充钡后的形态,正常为

A. 球形   B. 三角形   C. 不规则形

D. 牛角型　　　　　　　E. 瀑布型

14. 正常矮胖型男性病人,胃的形态多为

A. 牛角型　　　　　B. 鱼钩型　　　　　　　C. 无力型

D. 瀑布型　　　　　E. 皮革型

15. 小肠黏膜在充钡时,表现为

A. 条索状　　　　　B. 星芒状　　　　　　　C. 羽毛状

D. 弹簧状　　　　　E. 鱼肋状

16. 十二指肠球部溃疡的 X 线造影检查,直接征象是

A. 充盈缺损　　　　B. 龛影　　　　　　　　C. 球部变形

D. 黏膜紊乱　　　　E. 激惹征

17. 胃癌的 X 线造影检查,直接征象是

A. 黏膜皱襞纠集　　　　　　　　　　　B. 黏膜皱襞平坦而僵硬

C. 激惹征　　　　　　　　　　　　　　D. 龛影

E. 充盈缺损

18. X 线造影发现局灶性胃黏膜皱襞影像消失或中断,代之以不规则的钡影,病变可能为

A. 急性胃黏膜损伤　　B. 慢性胃炎　　　　　C. 胃溃疡

D. 胃癌　　　　　　　E. 胃息肉

19. 骨关节的 X 线检查方法,最常选用

A. 透视　　　　　　B. 摄片　　　　　　　　C. 造影

D. 体层摄影　　　　E. 放大摄影

20. 在骨骼的 X 线片中,密度最高者为

A. 骨皮质　　　　　B. 松质骨　　　　　　　C. 软骨

D. 骨内血管　　　　E. 肌腱

21. 骨密度降低的是

A. 骨质疏松　　　　　　　　　　　　　B. 骨内矿物质沉积

C. 死骨　　　　　　　　　　　　　　　D. 成骨细胞瘤

E. 骨质硬化

22. 骨密度增高的是

A. 骨质疏松　　　　B. 骨折　　　　　　　　C. 死骨

D. 骨质软化　　　　E. 骨质破坏

23. 关节软骨和骨性关节面破坏后由纤维组织连接称为

A. 骨性关节强直　　　　　　　　　　　B. 纤维性关节强直

C. 关节退行性变　　　　　　　　　　　D. 关节脱位

E. 关节肿胀

24. 风湿性关节炎的早期改变多表现为

A. 关节破坏　　　　　　　　　　　　　B. 关节脱位

C. 关节强直　　　　　　　　　　　　　D. 关节肿胀

E. 关节退行性变

25. 骨性关节强直常见于

A. 慢性风湿性关节炎   B. 关节结核

C. 类风湿关节炎   D. 骨关节炎

E. 化脓性关节炎

26. 正常骨膜在 X 线片上呈

A. 线状   B. 层状   C. 花边状

D. 不显影   E. 放射状

27. X 线照片上所指的关节间隙,代表解剖学上的

A. 关节腔   B. 关节囊

C. 关节软骨   D. 关节囊和关节腔

E. 关节腔和关节软骨

【A2 型题】

28. 病人,男性,40 岁,X 线胸片发现右肺中野有一小块状阴影约 2.5cm 大小,轮廓呈分叶状,边缘有短细毛刺,其中可见空泡征

A. 早期周围型肺癌   B. 结核瘤   C. 炎性假瘤

D. 肺炎   E. 错构瘤

29. 病人,男性,37 岁,急起发热、咳嗽、咳脓臭痰,胸部 X 线片示右下肺大片状阴影,其内见气 – 液平面,应考虑为

A. 大叶性肺炎   B. 支气管肺炎   C. 支原体肺炎

D. 过敏性肺炎   E. 肺脓肿

30. 病人,男性,23 岁,右侧胸痛,X 线胸片示:右肺下野有大片致密阴影,其上缘呈外高内低弧线影,该侧肋膈角、横膈影均消失,应诊断为

A. 右下大叶肺炎   B. 右下肺不张   C. 右侧胸腔积液

D. 右侧肺脓肿   E. 右侧气胸

31. 病人,男性,26 岁,畏寒发热、胸痛、咳嗽、咳铁锈色痰 3 天,X 线胸片示:右上肺大片均匀致密影,边缘清楚,可诊断为

A. 支气管肺炎   B. 过敏性肺炎   C. 干酪性肺炎

D. 大叶性肺炎   E. 阻塞性肺炎

32. 病人,男性,26 岁,无任何诱因,突发胸痛、气急 1 小时就诊。听诊右肺呼吸音消失,X 线胸片示:右侧肺纹理消失,内带有软组织肿块影,纵隔向左移位,应首先考虑

A. 右肺局限性肺气肿   B. 右肺上叶肺不张

C. 右肺下叶实变   D. 右侧大量自发性气胸

E. 右侧大量液气胸

【B1 型题】

(33~34 题共用备选答案)

A. 穿透性   B. 荧光效应   C. 摄影效应

D. 电离效应   E. 为肉眼可见光

33. **不属于** X 线特性的是

34. 放射线治疗肿瘤主要应用的 X 线特性是

（35~36 题共用备选答案）

A. 肺野透亮度增高

B. 边缘模糊的絮状阴影

C. 纵隔向患侧移位

D. 肋间隙增宽

E. 边缘锐利、形状不一、大小不等的高密度影

35. 渗出病变的 X 线表现为

36. 钙化病变的 X 线表现为

（37~38 题共用备选答案）

A. 肺充血　　　　　B. 大叶性肺炎　　　　　C. 肺血减少

D. 肺结核　　　　　E. 肺癌

37. 两肺门影缩小,右下肺动脉变细,肺纹理普遍细小、稀疏;肺野透明、清晰。X 线诊断是

38. 肺动脉段膨隆;两肺门影增大,肺门舞蹈;肺纹理明显增粗,边缘清楚、锐利。X 线诊断是

（39~40 题共用备选答案）

A. 胃黏膜皱襞呈纵行条纹影

B. 部分胃黏膜中断、消失、僵硬

C. 胃黏膜皱襞纠集

D. 胃贲门区黏膜呈蚯蚓状缺损

E. 黏膜皱襞呈不规则网状

39. 胃癌的胃黏膜造影像呈

40. 胃溃疡的胃黏膜造影像呈

（41~42 题共用备选答案）

A. 胃炎　　　　　　　　　　　　　　B. 胃溃疡

C. 十二指肠溃疡　　　　　　　　　　D. 溃疡型胃癌

E. 胃肠功能紊乱

41. 一青年病人于胃小弯侧发现 1cm 龛影,周围黏膜纠集,考虑为

42. 老年病人胃内不规则龛影、黏膜中断,绕以环堤,可能为

（43~44 题共用备选答案）

A. 骨质疏松　　　　　　　　　　　　B. 骨质软化

C. 骨质破坏　　　　　　　　　　　　D. 骨质坏死

E. 骨质硬化

43. 局部骨质为病理组织所代替,而形成局部低密度区,称为

44. 单位体积内骨量增多,形成高密度影,称为

（二）名词解释

1. 自然对比

2. 人工对比

3. 龛影

4. 充盈缺损

5. 骨膜反应

(三) 填空题

1. X 线检查是利用 X 线所具有的 _____ 、_____ 、_____ 特性,显示人体被检组织的影像,用以辅助诊断。

2. 人体组织按密度即比重的高低,依次分为 _____ 、_____ 、_____ 和 _____ 四类。

3. 肺门影是 _____ 、_____ 、_____ 和 _____ 的总和投影;肺纹理是由 _____ 及 _____ 组成。

4. 肺泡内不含气体或仅含少量气体时,肺组织萎缩,称为 _____ 。

5. 肺泡过度充气膨胀,多个肺泡壁破裂,可合并形成较大的空腔,称为 _____ 。

6. 胸腔积气和积液同时存在时,称为 _____ ,在立位 X 线胸片上可见气液平面。

7. 心脏大血管 X 线摄片常采用心脏三位相,即 _____ 、_____ 、_____ 。

8. 肺静脉回流受阻而导致血液淤滞于肺内,称为 _____ 。

9. 心脏增大是心脏疾病的重要征象,包括 _____ 和 _____ ,X 线检查很难将二者区别开。

10. 确定心脏增大最简单的方法是心胸比率法,心胸比率是 _____ 和 _____ 之比,我国成人的正常数值为 _____ 。

11. 食管前缘自上而下有 3 个压迹,即 _____ 、_____ 和 _____ ,有两个生理性狭窄,即 _____ 和 _____ 。食管异物容易在狭窄和压迹处停留。

12. 胃的形状与体型、张力有关。最常见的胃型为 _____ ,见于匀称体型者。

(四) 问答题

1. 简述碘剂造影检查前的准备与处理。
2. 简述肺气肿的 X 线表现。
3. 消化系统 X 线检查为何常用造影检查?
4. X 线表现为骨密度降低的基本病变有哪些? X 线表现为骨密度增高的基本病变有哪些?

三、参考答案

(一) 选择题

1. B	2. D	3. C	4. C	5. D	6. B	7. A	8. D
9. D	10. C	11. C	12. E	13. B	14. A	15. C	16. B
17. E	18. D	19. B	20. A	21. A	22. C	23. B	24. D
25. E	26. E	27. E	28. A	29. E	30. C	31. B	32. D
33. E	34. D	35. B	36. E	37. C	38. A	39. B	40. C
41. B	42. D	43. C	44. E				

(二) 名词解释

1. 自然对比　利用人体组织和器官自然存在的密度差别来形成明显对比的影像,称为自然对比。

2. 人工对比　人体有些部位相邻脏器的密度相仿,不能形成天然对比,只有借助一些密度更高(如硫酸钡、碘剂等)或更低的物质(如空气等),引入被检组织器官,造成人为的密

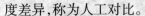

度差异,称为人工对比。

3. 龛影　胃肠道内壁因病变侵蚀造成的溃烂部分被造影剂充填后显示的影像称龛影,是溃疡性病变的直接 X 线征象。

4. 充盈缺损　病变向消化管腔内突出,使该处不能被造影剂充盈而形成缺损,称为充盈缺损。

5. 骨膜反应　是指骨膜受刺激后,内层成骨细胞活动亢进所产生的骨质增生。

(三) 填空题

1. 穿透性,荧光效应,摄片效应

2. 骨骼,软组织(包括液体),脂肪,含气组织

3. 肺动脉,肺静脉,支气管,淋巴组织,肺动静脉,支气管及淋巴管

4. 肺不张

5. 肺大疱

6. 液气胸

7. 后前位,右前斜位,左前斜位

8. 肺淤血

9. 心肌肥厚,心腔扩大

10. 心影最大横径,胸廓内壁最大横径,≤ 0.5

11. 主动脉弓,左主支气管,左心房压迹,食管入口,食管穿过膈裂孔处

12. 鱼钩型

(四) 问答题

1. 碘剂造影检查的准备与处理

(1) 检查前准备:①检查前一定要充分了解病人有无药物过敏史和造影检查的禁忌证,如严重心肾疾病;向病人介绍检查的目的、方法、可能经历的不适和注意事项,以取得充分合作。②使用碘对比剂前,病人或其监护人应签署"碘对比剂使用病人知情同意书"。③一般无需碘过敏试验,除非产品说明书特别要求。④尽量选用非离子型造影剂,因其在体内不发生解离、对体液的干扰小,副作用少;糖尿病病人使用前 48 小时停用双胍类药物;建议在使用前后给予病人充分的水分,以利于碘对比剂的排出。⑤检查科室应常规配备抢救物品和药物,并建立相应的抢救应急快速增援机制。

(2) 检查后处理:①留置观察:使用碘对比剂后,病人需留置观察至少 30 分钟,高危病人应更长时间。②根据碘对比剂副作用的程度进行相应的处理。对于轻度反应者可给予对症处理,对中重度反应者在给予对症处理的同时必须立即终止检查,并及时给予抗过敏、扩容和吸氧等抗休克处理。

2. 肺气肿的 X 线表现　双侧肺野透亮度增高、肺纹理纤细、稀疏,双侧横膈位置低,膈面变平,运动度减低,肋间隙增宽,纵隔狭长。过度膨胀的肺泡可发生破裂,形成肺大疱。

3. 由于胃肠道及其邻近组织或器官的密度相仿,彼此间缺乏良好的自然对比,必须使用造影检查才能显影,因此造影检查是胃肠道 X 线检查最常用的方法。

4. 骨密度降低的基本病变　骨质疏松、骨质软化和骨质破坏。骨密度增高的基本病变主要见于:骨质增生硬化、骨膜增生、骨质坏死。

第二节　计算机体层成像检查

一、学习目标与考纲精要

(一) 学习目标

1. 掌握计算机体层成像检查前的准备与处理。
2. 熟悉计算机体层成像检查的临床应用。
3. 了解计算机体层成像的原理和图像特点及其检查方法。

(二) 考纲精要

1. 计算机体层成像的原理、图像特点。
2. 计算机体层成像检查的方法。
3. 计算机体层成像检查前的准备与处理。
4. 计算机体层成像检查的临床应用。

二、自测训练题

(一) 选择题

【A1 型题】

1. 普通 CT 图像常为某一部位多个连续的 ＿＿＿＿ 图像
A. 横断面　　　B. 纵切面　　　C. 矢状面　　　D. 冠状面　　　E. 任意平面

2. 中枢神经系统疾病的常规影像学检查方法是
A. X 线平片　　B. CT　　　C. MRI　　　D. B 超　　　E. DSA

3. 有关 CT 值的说法，正确的是
A. 人体组织密度越高，X 线吸收系数越高，CT 值越高
B. 人体组织密度越高，X 线吸收系数越低，CT 值越高
C. 人体组织密度越高，X 线吸收系数越低，CT 值越低
D. 人体组织密度越高，X 线吸收系数越高，CT 值越低
E. CT 值与组织密度、X 线吸收系数无关

4. 关于 CT 值的说法，**不正确**的是
A. 水的 CT 值为 0Hu
B. 骨皮质的 CT 值为 + 1000HU
C. 气体的 CT 值为 – 1000HU
D. 人体软组织的 CT 值一般在 20~50HU
E. 脂肪的 CT 值为 20~50HU

5. 关于 CT 平扫的叙述，**错误**的是
A. 腹部检查前禁食 4~8 小时
B. 腹部检查前 1 周内不能进行消化道钡剂造影检查
C. 检查膀胱者需等膀胱尿液排空后再扫描
D. 病人需去除检查部位穿戴的金属物体

E. 胸腹部扫描要屏住呼吸,喉部扫描不能做吞咽动作

6. 关于 CT 的临床应用价值,正确的是

A. 对中枢神经系统疾病的诊断价值较高

B. 常用于骨关节疾病的诊断

C. CT 检查对显示胃肠道腔内病变情况效果优于钡剂造影

D. 对胸部检查时平扫更为常用

E. CTA 图像效果不如脑血管造影

7. 支气管扩张的影像学检查,其首选是

A. 透视　　　　B. 拍片　　　　C. CT 扫描　　D. MRI 扫描　　E. B 超

(二)名词解释

1. 计算机体层成像

2. 造影增强扫描

(三)填空题

1. 计算机体层成像(CT)是 Hounsfield 于 _____ 年首先设计成功,_____ 年问世的。

2. CT 图像的不同灰度,反映器官和组织对 _____ 的吸收程度。密度高的组织为 _____ 影;密度低的组织为 _____ 影。

3. CT 值单位名称为 _____。把水的 CT 值定为 _____ HU,人体中密度最高的骨皮质 CT 值定为 _____ HU,气体的密度最低,定为 _____ HU。人体软组织的 CT 值多与水相近,一般在 _____ HU,脂肪的 CT 值为 _____ HU。

4. CT 检查方法分 _____ 、_____ 、_____ 等。

5. CT 造影增强扫描常用方法为 _____。

(四)问答题

1. 计算机体层成像的图像有何特点?

2. CT 检查主要有哪些临床应用价值?

三、参考答案

(一)选择题

1. A　　　2. B　　　3. A　　　4. E　　　5. C　　　6. A　　　7. C

(二)名词解释

1. 计算机体层成像　是利用 X 线束对人体选定层面进行扫描,取得信息,经计算机处理而获得重建图像的一种成像技术。

2. 造影增强扫描　是指经静脉注入水溶性有机碘剂后再进行扫描的方法,较为常用。目的是提高病变组织同正常组织间的密度差,以显示平扫上未被显示或显示不清的病变,通过观察病变有无强化和强化类型,对病变组织类型做出判断。

(三)填空题

1. 1969,1972

2. X 线,白,黑

3. HU,0,＋1000,－1000,20~50,－90~－70

4. 平扫,造影增强扫描,造影扫描

5. 团注法

(四) 问答题

1. 计算机体层成像的图像特点 CT 图像是由像素按矩阵排列所构成的灰阶图像,其图像的不同灰度,反映器官和组织对 X 线的吸收程度。与 X 线图像一样,密度高的组织为白影,如骨骼;密度低的组织为黑影,如肺部。CT 的密度分辨率高,如人体软组织之间的密度差别虽小,也能形成对比,显示出良好的解剖结构图像及软组织内病变的图像,这是 CT 突出的优点。

CT 图像不仅以不同灰度显示组织密度的高低,还可将组织对 X 线吸收系数换算成CT值,用 CT 值说明组织密度高低的程度,即具有量的概念。CT 图像常为某一部位多个连续的横断面图像,为了显示整个器官,通过图像重组程序,可重组成冠状面和矢状面的层面图像。螺旋CT 可作任意平面的图像重建和三维立体图像重建,可以更直观地显示正常结构及病变的立体方位。

2. CT 检查主要的临床应用价值 主要用于对中枢神经系统疾病的诊断,对头颈部疾病的诊断,对胸部疾病的诊断,对心脏及大血管疾病的诊断,对腹部及盆腔脏器疾病的诊断,对骨关节疾病的诊断。

第三节 磁共振成像检查

一、学习目标与考纲精要

(一) 学习目标

1. 掌握磁共振成像检查前的准备与处理。
2. 熟悉磁共振检查的临床应用。
3. 了解磁共振成像的原理及其图像特点。

(二) 考纲精要

1. 磁共振成像的原理。
2. 磁共振成像的图像特点。
3. 磁共振成像检查前的准备与处理。
4. 磁共振检查的临床应用。

二、自测训练题

(一) 选择题

【A1 型题】

1. 在进行磁共振成像检查前病人必须**除去**的物品是

A. 发带 B. 袜子 C. 金属首饰

D. 外衣裤 E. 塑料物品

2. 进行磁共振成像检查的绝对禁忌证是

A. 原因不明的昏迷者 B. 头痛、呕吐剧烈者

C. 怀疑纵隔病变者 D. 装有心脏起搏器者

E. 有腹部包块者

3. 不属于 MRI 成像优势的是

A. 不使用任何射线,避免了辐射损伤

B. 对骨骼,钙化及胃肠道系统的显示效果

C. 可以多方位直接成像

D. 对颅颈交界区病变的显影能力

E. 对软组织的显影能力

4. 不属于环境对磁场影响范畴的是

A. 地板内的钢筋网　　　　　　　　　　B. 大功率电缆、变压器

C. 轮椅、担架　　　　　　　　　　　　D. 小汽车、卡车

E. 心脏起搏器、离子泵等体内植入物

5. 可以行 MRI 检查的是

A. 带有心脏起搏器者　　　　　　　　　B. 心脏病病人

C. 术后动脉夹存留者　　　　　　　　　D. 有人工金属瓣膜者

E. 体内有胰岛素泵者

6. 与 X 线 CT 相比,MRI 检查显示占绝对优势的病变部位为

A. 头颅病变　　　　B. 颅颈移行区病变　　　　C. 肺部病变

D. 肝脏病变　　　　E. 骨关节病变

(二) 名词解释

磁共振成像

(三) 填空题

1. MRI 的成像系统包括 _____ 、_____ 、_____ 三部分。

2. MRI 可获得人体 _____ 、_____ 、_____ 和任何方向断面的图像。

(四) 问答题

1. 简述 MRI 成像的特点。

2. 简述磁共振检查的临床应用。

三、参考答案

(一) 选择题

1. C　　　2. D　　　3. B　　　4. E　　　5. B　　　6. B

(二) 名词解释

磁共振成像　是利用原子核在磁场内所产生的信号经重建成像的一种影像技术。

(三) 填空题

1. MRI 信号产生,数据采集处理,图像显示

2. 横断面,冠状面,矢状面

(四) 问答题

1. MRI 成像的特点　无放射性损伤,软组织密度分辨率高,多方位多序列成像,在一定程度上反映了组织的病理甚至功能的改变。MRI 图像虽然也以不同的灰度显示,但反映的是组织弛豫时间上的差别,即 T_1 、T_2 的长短。MRI 可获得人体横断面、冠状面、矢状面

等和任何方向断面的图像,有利于病变的三维定位。心血管内的血液由于流动迅速,所以测不到 MRI 信号呈低信号,这就是流空效应。这一效应使心腔和血管不注入对比剂就可显示。

2. 磁共振检查的临床应用

(1) MRI 在神经系统的应用较为成熟。

(2) 纵隔在 MRI 上,脂肪与血管形成良好对比,易于观察纵隔肿瘤及其与血管间的解剖关系。对肺门与纵隔淋巴结的显示及中央型肺癌的诊断帮助较大。

(3) MRI 可显示心脏、大血管的内腔,并无创伤,用于心脏、大血管的形态学与血流动力学的检查,可在无创伤的检查中完成。可对心肌与心包病变、瓣膜病和先天性心脏病作出诊断。

(4) 对乳腺疾病,特别是乳腺癌有重要价值。

(5) 对腹部与盆部器官,如肝、肾及肾上腺、膀胱、前列腺和子宫,MRI 检查也很有价值。MRCP 对胰胆管病变的显示有独特优势。MRU 可直接显示尿路、对输尿管狭窄与梗阻有重要诊断价值。

(6) 骨髓在 MRI 上表现为高信号区,侵及骨髓的病变,如肿瘤、感染及代谢疾病,MRI 上可清楚显示。对关节损伤、韧带损伤及关节腔积液等病变的诊断有独特优势。

(7) MRI 在胃肠道方面也有应用。

第四节　核医学检查

一、学习目标与考纲精要

(一) 学习目标

1. 掌握核医学检查前的准备与处理。

2. 熟悉核医学检查的临床应用。

3. 了解核医学检查的原理、图像特点及其常用的放射性药物。

(二) 考纲精要

1. 核医学检查原理。

2. 核医学显像特点。

3. 核医学检查常用的放射性药物。

4. 核医学检查前的准备与处理

5. 核医学检查的临床应用。

二、自测训练题

(一) 选择题

【A1 型题】

1. 核医学诊断的原理是

A. 放射性核素标记原理　　　　　　　　B. 放射化学原理

C. 放射性示踪原理　　　　　　　　　　D. 摄像原理

E. 生理生化原理

2. 适用于体内显像检查的放射性核素释放

A. α 射线

B. β 射线

C. γ 射线

D. α 射线和 β 射线

E. β 射线和 γ 射线

3. 几乎可以用于全身所有脏器显像的放射性核素是

A. ^{131}I

B. ^{32}P

C. ^{125}I

D. ^{99m}Tc

E. ^{18}F

4. 核医学影像与其他影像比较

A. 可以反映密度的变化

B. 可以反映回声的改变

C. 可以反映氢核密度的变化

D. 可以反映代谢、血流和功能改变

E. 空间分辨率更高

5. 诊断脑缺血性疾病早期诊断方法为

A. 脑血流显像

B. CT 扫描

C. 磁共振脑部检查

D. X 线脑血管造影

E. B 型超声波检查

6. 评价心肌细胞是否存活的"金标准"为

A. 心肌阳性显像

B. 心肌灌注显像

C. 直接冠脉注射

D. 射血分数

E. 心肌代谢显像

【B1 型题】

(7~8 题共用备选答案)

A. 心肌灌注显像检查

B. 心肌梗死灶"热区"显像检查

C. 心肌代谢显像

D. 心血池动态显像检查

E. 心血池静态显像检查

7. 冠心病心肌缺血的诊断常用的方法

8. 预测缺血的心肌是否存活常用的方法

(二) 名词解释

1. 放射性药物

2. 物理半衰期($T_{1/2}$)

(三) 填空题

1. 放射性药物能够发射出核射线,主要包括 _____ 、_____ 和 _____ ,其中以 _____ 穿透力最强,引入人体内后能在体表探测到,而且对人体的电离辐射损伤 _____ ,因此,只有释放 _____ 的放射性核素适用于体内显像检查。

2. 肺灌注显像主要用于 _____ 的诊断,对该病的诊断符合率达 70%~80%,若与 _____ 显像结合,诊断肺栓塞的准确性达 95%~100%,可作为诊断肺栓塞的首选方法。

(四) 问答题

简答放射性核素显像的特点。

三、参考答案

(一) 选择题

1. C   2. B   3. D   4. D   5. A   6. E   7. A   8. C

(二) 名词解释

1. 放射性药物　能够安全用于诊断或治疗疾病的放射性核素和放射性标记化合物,称为放射性药物。

2. 物理半衰期($T_{1/2}$)　放射性活度减少至一半所需要的时间称为物理半衰期($T_{1/2}$)。

(三) 填空题

1. α 射线, β 射线, γ 射线, γ 射线, 较小, γ 射线

2. 肺动脉栓塞,肺通气显像

(四) 问答题

放射性核素显像的特点　①为功能显像。②可对影像进行定量分析。③具有较高的特异性。④影像的清晰度差。⑤属无创性检查(静脉注射或口服)。

第五节　超声检查

一、学习目标与考纲精要

(一) 学习目标

1. 掌握超声检查前的准备与处理。

2. 熟悉超声检查的方法、超声检查的临床应用。

3. 了解超声检查的原理及超声设备。

(二) 考纲精要

1. 超声波的物理特性、超声检查的成像原理及超声检查的设备。

2. 超声图像的特点。

3. 超声检查的方法。

4. 超声检查前的准备与处理。

5. 超声检查的临床应用。原发性肝癌、胆石症与胆囊炎、急性胰腺炎、胰腺癌、泌尿系统结石、肾癌、膀胱肿瘤等声像图特点。

二、自测训练题

(一) 选择题

【A1 型题】

1. 以辉度不同的明暗光点反映界面反射回声强弱的超声方法是

A. B 型超声　　　　B. M 型超声　　　　C. A 型超声

D. 频谱型多普勒　　E. 彩色多普勒血流显像

2. 肝包膜的二维超声图像表现为

A. 液性暗区   B. 低回声   C. 高回声

D. 极高亮度   E. 极高回声

3. 有关超声检查,**不正确**的是

A. 腹部检查应在空腹时进行   B. 采取仰卧位

C. 探头紧贴皮肤   D. 泌尿器官检查应适度充盈膀胱

E. 盆腔检查应适度充盈膀胱

4. 胆囊结石的超声声像表现有

A. 胆囊内低回声团   B. 胆囊内低回声团后方无声影

C. 胆囊内强回声团后方伴声影   D. 胆囊壁增厚

E. 胆囊壁回声增强

5. **不符合**正常肾脏超声声像的是

A. 随扫查方向不同可呈圆形或卵圆形   B. 被膜为强回声

C. 肾窦呈不规则强回声   D. 外周的肾皮质呈均匀低回声

E. 肾窦呈规则形强回声

6. 病人,女性,40 岁,右上腹绞痛伴黄疸 3 天,巩膜明显黄染,右上腹压痛,Murphy 征阳性。首选的超声检查方法是

A. B 型超声   B. A 型超声   C. M 型超声

D. 频谱型多普勒   E. 彩色多普勒血流显像

7. 病人,男性,17 岁,健康查体发现心脏杂音来诊。口唇无发绀,胸骨左缘第 3~4 肋间可闻及 4/6 级粗糙收缩期杂音。首选的超声检查方法是

A. B 型超声   B. A 型超声   C. M 型超声

D. 频谱型多普勒   E. 彩色多普勒血流显像

【B1 型题】

(8~9 题共用备选答案)

A. 胆囊横切面呈圆形

B. 胆囊腔内为无回声液性暗区

C. 胆囊壁为边缘光滑的强回声

D. 胆囊内强回声团后方伴声影

E. 胆囊多缩小,壁增厚,边缘毛糙,回声增强

8. 慢性胆囊炎

9. 胆石症

(二)填空题

1. 超声波的频率范围是 _____ 。

2. 超声检查是医学上应用超声波的指向性、_____ 、吸收和 _____ 等物理特性进行临床检查的一种检查方法。

3. 超声诊断仪器均含有 _____ 、_____ 和 _____ 。

4. 胆囊超声检查需要嘱咐病人禁食 _____ 小时。

5. 胰腺癌肿瘤向周围组织呈 _____ 生长。

（三）问答题

1. 人体组织器官的声学类型。

2. 胆石症的超声声像表现。

三、参考答案

（一）选择题

1. A　　2. C　　3. B　　4. B　　5. E　　6. A　　7. E　　8. E　　9. D

（二）填空题

1. ＞20000 Hz

2. 反射性,衰减性

3. 探头,主机,显示器

4. 8

5. 浸润性

（三）问答题

1. 人体组织器官的声学类型（表7-1）

表7-1　人体组织器官的声学类型

反射类型	组织器官	二维超声图像表现
无反射型	尿、胆汁、血液等液性物质	无回声
少反射型	心肌、肝、脾等实质性脏器	低回声
多反射型	心瓣膜、脏器包膜等	高回声
全反射型	骨骼、结石、肺气、肠气等	强回声,后伴声影

2. 胆石症的典型表现　①胆囊或胆管内形态稳定的强回声团。②强回声团后方伴声影。③强回声团随体位改变而移动。

（佟玉荣）

第八章 护理诊断的思维方法

一、学习目标与考纲精要

(一) 学习目标

1. 掌握护理诊断的组成和陈述方式;合作性问题与护理诊断的区别及其陈述方式。
2. 熟悉护理诊断与医疗诊断的区别;护理诊断的步骤与思维方法。
3. 了解护理诊断的分类系统和常见的护理诊断。
4. 能够根据健康资料提出准确的护理诊断。

(二) 考纲精要

1. 护理诊断与医疗诊断的区别。
2. 护理诊断的组成。
3. 护理诊断的陈述方式。
4. 合作性问题。
5. 护理诊断的步骤及思维方法。

二、自测训练题

(一) 选择题

【A1 型题】

1. 在护理诊断发展史上起重要作用,从而成为护理诊断权威机构的是

A. 美国护理诊断分类小组　　　　　　　　B. 北美护士协会

C. 北美护理诊断协会　　　　　　　　　　D. WHO

E. 世界护理诊断协会

2. 关于护理诊断的描述,正确的是

A. 用于确定一个具体的疾病

B. 用于确定一个具体的病理状态

C. 用于判断个体对健康问题的反应

D. 侧重于对疾病的本质做出判断

E. 用于确定一个具体的病理生理状态

3. 确立护理诊断的依据来自评估内容,**除外**

A. 健康史　　　　　　B. 身体状况评估　　　　　　C. 实验室检查

D. 医疗诊断　　　　　E. 症状和体征

4. 护理诊断的相关因素可以为护理工作提供依据的是

A. 护理评估　　　　　B. 确立护理目标　　　　　　C. 制订护理措施

D. 护理评价　　　　　E. 以上都不是

5. 制订护理目标时,一般要针对

A. 名称   B. 定义   C. 诊断依据

D. 相关因素   E. 以上都不是

6. 危险因素可以为危险性护理诊断提供

A. 诊断依据   B. 制订护理措施的依据

C. 诊断依据和制订护理措施的依据   D. 确定护理目标的依据

E. 制订护理计划的依据

7. 危险性护理诊断的正确的陈述方式是

A. 用 PE 公式   B. 用 PS 公式   C. 用 PSE 公式

D. 用 ES 公式   E. 用 P 公式

8. "有社区应对增强的趋势"属

A. 现存性护理诊断   B. 危险性护理诊断   C. 综合征

D. 合作性问题   E. 健康促进护理诊断

9. 假设的护理诊断必须符合

A. 其数目不可超过 2 个

B. 凡有可能性的都要列出

C. 既可属护理范畴,又可属于医护合作范畴

D. 涉及的问题能通过护理得以解决

E. 将一组资料与护理诊断的相关因素比较

10. 护理诊断排序中常见的优先诊断是

A. 急性疼痛   B. 生命征异常   C. 知识缺乏

D. 意识障碍   E. 有感染和受伤的危险

11. 首先提出护理诊断概念的是

A. NANDA   B. McManus   C. ANA

D. Gordon   E. Maslow

12. 有关护理诊断的描述,**错误**的是

A. 属于护理的职责范围

B. 是护理程序的核心

C. 是制订护理计划的基础

D. 是对病人生理、心理等方面健康问题的反应状态的临床判断

E. 是对疾病生理病理变化的说明

13. "有皮肤完整性受损的危险"的护理诊断类型是

A. 现存性护理诊断   B. 危险性护理诊断

C. 健康促进护理诊断   D. 综合征

E. 合作性问题

14. 关于护理诊断的陈述,**错误**的是

A. 问题 + 原因   B. 症状 + 原因

C. 只写出问题   D. 问题 + 症状 + 原因

E. 问题 + 体征 + 原因

15. 健康促进护理诊断可采用

A. PE 公式陈述　　　　B. P 公式陈述　　　　C. SE 公式陈述

D. PSE 公式陈述　　　　E. SPE 公式陈述

16. 对护理诊断描述**不妥**的是

A. 一个病人可以有数个护理诊断

B. 一项护理诊断只针对一个护理问题

C. 个体对健康问题的反应

D. 收集的资料作为诊断依据

E. 护士可以根据主观感觉判断病人的反应

17. **不是**护理诊断的有

A. 完全性尿失禁　　　　B. 营养失调　　　　C. 体液不足

D. 体温过高　　　　　　E. 急性胃肠炎

【A3 型题】

(18~19 题共用题干)

刘先生,男性,67 岁。因胸闷气短入院,护理人员通过评估分析,得出"活动无耐力　与心输出量减少有关"。

18. 该病人护理诊断属于

A. 现存性护理诊断　　　　　　　　B. 危险性护理诊断

C. 健康促进护理诊断　　　　　　　D. 综合征

E. 合作性问题

19. 该病人护理诊断的相关因素属于

A. 病理生理因素　　　　B. 情境因素　　　　C. 成熟因素

D. 治疗因素　　　　　　E. 护理因素

【X 型题】

20. 护理诊断的形成过程包括

A. 采集资料　　　　B. 分析资料形成假设　　　　C. 验证和修订诊断

D. 制订护理措施　　E. 制订护理计划

(二) 名词解释

1. 护理诊断

2. 现存性护理诊断

3. 危险性护理诊断

4. 健康促进护理诊断

5. 综合征

6. 合作性问题

(三) 填空题

1. 确立护理诊断后,若同时存在多个护理诊断和合作性问题,护士还需要按照 _____ 、_____ 和 _____ 等原则,排出主次顺序。

2. 优先诊断是指与 _____ 或 _____ 有关,需要立即处理的、否则会危及病人生命安全的护理诊断 / 问题。

3. 现存的护理诊断由_____、_____、_____及_____四部分组成。

4. 三部分护理诊断陈述用于现存的护理诊断。_____为陈述的第一部分,诊断依据即_____和_____为陈述的第二部分,_____为陈述的第三部分。

5. 两部分陈述常用于_____护理诊断和_____护理诊断。

6. 所有合作性问题的陈述方式均以"_____"开始,其后为_____。

(四) 问答题

1. 简述护理诊断与医疗诊断的区别。

2. 护理诊断有哪几种类型,举例说明每一种护理诊断的陈述方式。

3. 举例说明护理诊断与合作性问题的区别。

4. 护理诊断如何排序?

5. 病人,男性,18岁,淋雨后突发寒战、高热、咳嗽、伴胸痛1天。病人自发病以来,因疼痛而影响休息睡眠,出现心慌、气促,情绪低落。体检:体温37.5℃,脉搏110次/分,呼吸28次/分,血压115/70mmHg,急性病容,口唇发绀,右下肺叩诊语颤增强,医生诊断为肺炎。请写出该病人可能存在的护理诊断,并标出优先诊断。

三、参考答案

(一) 填空题

1. C　　2. C　　3. D　　4. C　　5. C　　6. C　　7. A　　8. E

9. D　　10. B　　11. B　　12. E　　13. B　　14. B　　15. B　　16. E

17. E　　18. A　　19. A　　20. ABC

(二) 名词解释

1. 护理诊断　个体、家庭和社区对现存的或潜在的健康问题、生命过程都会有所反应,而护理诊断就是护士针对这些反应所作出的临床判断。护理诊断为护士在其职责范围内选择护理措施提供了基础,以达到预期的结果。

2. 现存性护理诊断　是护士对个体、家庭或社区已出现的对健康问题或生命过程的反应所作的临床判断。

3. 危险性护理诊断　是对一些易感的个体、家庭或社区对健康状况或生命过程可能出现的反应所作出的临床判断。

4. 健康促进护理诊断　是护士对个体、家庭或社区具有达到更高健康水平潜能的临床判断。

5. 综合征　是一组特定的、且同时发生的、最好采用相似措施进行干预的现存的或有危险的护理诊断。

6. 合作性问题　是需要护士监测以及时发现其发生或变化的某些疾病过程中的并发症,护士以执行医嘱和采用护理措施减少其发生的方式处理合作性问题。

(三) 填空题

1. 优先处理,重要性,紧迫性

2. 呼吸、循环问题,生命体征异常

3. 名称,定义,诊断依据,相关因素

4. 问题,症状,体征,原因

5. 危险性,可能的

6. 潜在并发症,潜在并发症的名称

(四) 问答题

1. 护理诊断与医疗诊断的区别

表 8-1　护理诊断与医疗诊断的区别

区别内容	护理诊断	医疗诊断
侧重点	被评估者对健康问题或生命过程的反应	疾病的本质
研究对象	个体、家庭、社区	病人
诊断的数目	数量较多,随病人的变化而变化,有同病异护和异病同护现象	数量较少,常为 1 个,相对稳定,在病程中保持不变
决策者	护士	医生
职责范围	在护理职责范围内,有相应的护理措施	在医疗职责范围内,有相应的治疗方法

2. 护理诊断的类型

现存性护理诊断:用三部分陈述,即 PSE 公式。如"皮肤完整性受损:骶尾部皮肤发红,与长期卧床致组织受压、缺血有关",其中"皮肤完整性受损"为 P,即护理诊断;"骶尾部皮肤发红"为 S,即体征,也就是诊断依据;"长期卧床致组织受压、缺血"为 E,即相关因素。

危险性护理诊断:用二部分陈述,即 PE 公式。如"有皮肤完整性受损的危险:与长期卧床有关",其中"有皮肤完整性受损的危险"为 P,即护理诊断;"长期卧床"为 E,即危险因素。

健康促进护理诊断和综合征:用一部分陈述。如"潜在的精神健康增强"、"创伤后综合征",只有护理诊断。

3. 护理诊断与合作性问题的区别

如果是护士独立提供护理措施可预防和处理的并发症,为护理诊断。如与长期卧床导致皮肤受压有关的"有皮肤完整性受损的危险"。只有那些护士不能预防和独立处理的并发症才是合作性问题。如血小板减少性紫癜病人可发生颅内出血,护士无法通过护理措施阻止其发生,此时应提出"潜在并发症:颅内出血"这一合作性问题。

护士独立采取护理措施处理属于护理诊断的问题。处理合作性问题护士的主要作用是严密观察病情,执行医嘱协助医生治疗。

4. 护理诊断的排序

一般按照优先诊断、次优诊断、其他诊断的顺序排列,同时也应注意排序的可变性。

优先诊断是指威胁被评估者生命的紧急情况,需要护士立即采取措施处理的护理诊断。

次优诊断是指虽然尚未处于威胁生命的紧急状态,但需要护士及早采取措施,以避免情况进一步恶化。

其他诊断对病人的健康同样重要,但对护理措施的必要性和及时性的要求并不严格。

根据问题的严重程度以及问题之间的相互关系,护理诊断的排序可相应发生变化。

5. 可能存在的护理诊断

急性疼痛:胸痛 与炎症累及胸膜有关(优先诊断)

体温过高:T 37.5℃ 与肺部感染有关

气体交换障碍:咳嗽、气促 与肺炎致呼吸面积减少有关

(杨 颖)

第九章 健康评估记录

一、学习目标与考纲精要

(一) 学习目标

1. 掌握书写完整健康评估记录的内容、要求、格式及意义,一般病人护理记录、危重病人护理记录和手术护理记录的具体要求。

2. 熟悉护理计划单、护理诊断项目表的书写要求,健康教育计划。

(二) 考纲精要

1. 入院评估表的书写内容和要求。

2. 住院评估表的书写内容和要求。

3. 护理诊断项目表的书写要求。

4. PIO 护理记录的书写要求。

5. 一般病人护理记录的书写内容和要求。

6. 危重病人护理记录的书写内容和要求。

7. 健康教育计划的方法和要求。

二、自测训练题

(一) 选择题

【A1 型题】

1. 健康评估记录是护士 _____ 为病人解决健康问题的方法

A. 提供医疗服务全过程的记录

B. 提供护理服务全过程的记录

C. 提供护理服务的记录

D. 提供白天护理服务的记录

E. 提供医院服务全过程的记录

2. 因抢救急危重症病人,未能书写护理记录时应在抢救结束

A. 5 小时内如实补记

B. 4 小时内如实补记

C. 6 小时内如实补记

D. 6 小时后如实补记

E. 3 小时内如实补记

3. 健康评估记录的完成时间一般要求病人入院后

A. 24 小时内   B. 24 小时后

C. 12 小时内　　　　　　　　　　　D. 6 小时内

E. 4 小时内

4. 健康评估记录的书写

A. 以主观臆断的评估

B. 以护士的主观判断代替客观的评估

C. 不能以主观臆断代替真实而客观的评估

D. 以护士主观的判断

E. 以客观臆断代替真实而主观的评估

5. 健康评估记录如确实需要改错时

A. 可以刀刮

B. 可以胶粘

C. 可以涂黑

D. 可以漂白

E. 应当用双横线划在原错字上,并签名和注明时间

6. 护理记录一般要求一级护理的病人

A. 至少 3 天 1 次

B. 至少每天 1 次,病情变化随时记录

C. 至少 2 天 1 次

D. 白天记 1 次

E. 至少 4 天 1 次

7. 护理记录一般要求二级护理的病人至少

A. 每周 2 次,病情变化随时记录

B. 每 2 周 1 次

C. 每周 1 次

D. 每 3 周 1 次

E. 每周 2 次,病情变化不用随时记录

8. 护理记录一般要求三级护理的病人至少

A. 每周 1 次,病情变化不用随时记录

B. 每周 1 次

C. 每周 1 次,病情变化随时记录

D. 每 2 周 1 次

E. 每 3 周 1 次,病情变化随时记录

9. 护理诊断属于

A. 护士的主观资料

B. 客观资料

C. 客观判断

D. 客观评估资料

E. 病人的主观资料

10. 护理记录是病人

A. 在整个住院期间健康状况及护理过程的全面记录

B. 在住院时护理记录

C. 在入院时护理过程的全面记录

D. 在整个住院期间健康状况及医疗过程的全面记录

E. 在整个住院期间健康状况及护理过程的主观记录

【B1 型题】

(11~12 题共用备选答案)

A. 医疗过程的全面记录

B. 连续观察的记录

C. 护理过程的全面记录

D. 医疗服务的记录

E. 重要组成部分

11. 护理记录是病人在整个住院期间健康状况及

12. 健康评估记录是住院病历的

(13~14 题共用备选答案)

A. 涂黑

B. 划掉

C. 原有的记录不能看出来

D. 保持原有的记录清晰可见

E. 实事求是,书写完整

13. 如确实需要改错,应当用双横线划在原错字(词、句)上

14. 写护理记录需要改错后,并签全名和注明时间

(15~16 题共用备选答案)

A. 12 小时内如实记录

B. 6 小时内完成

C. 应在抢救结束后 6 小时内据实补记

D. 24 小时内完成

E. 应在抢救结束后 24 小时内完成

15. 因抢救急危重症病人,未能及时书写护理记录时

16. 健康评估记录,一般要求病人入院后

(17~18 题共用备选答案)

A. 至少每天 1 次,病情变化可以不用再记录

B. 至少每天 1 次,病情变化随时记录

C. 至少每周 2 次,病情变化随时记录

D. 白天记 1 次,病情变化随时记录

E. 至少 4 天 1 次,病情变化随时记录

17. 护理记录一般要求一级护理的病人

18. 护理记录一般要求二级护理的病人

(二) 名词解释

1. 健康评估记录

2. 护理计划单

3. 护理记录

4. 一般病人护理记录

5. 危重病人护理记录

6. 手术护理记录

(三) 问答题

1. 一般病人护理记录的内容有哪些？

2. 危重病人护理记录的内容有哪些？

3. 手术护理记录的内容有哪些？

4. 健康教育的内容主要包括哪些？

三、参考答案

(一) 选择题

1. B	2. C	3. A	4. C	5. E
6. B	7. A	8. C	9. A	10. A
11. C	12. E	13. D	14. D	15. C
16. D	17. B	18. C		

(二) 名词解释

1. 健康评估记录 是护士为病人解决健康问题的方法,提供护理服务全过程的记录。

2. 护理计划单 是护士为病人在其住院期间所制订的个体化的护理计划及效果评价的全面系统的记录。

3. 护理记录 是指病人在整个住院期间健康状况及护理过程的全面记录。

4. 一般病人护理记录是指护士根据医嘱和病情对一般病人住院期间护理过程的客观记录。

5. 危重病人护理记录 是指护士根据医嘱和病情对危重病人住院期间护理过程的客观记录。

6. 手术护理记录 是指巡回护士对手术病人术中护理情况及所用器械、敷料的记录,应当在手术结束后即时完成。

(三) 问答题

1. 一般病人护理记录的内容 包括病人的姓名、科别、住院病历号、床位号、页码、记录日期和时间、病情观察情况、护理措施和效果、护士签名等。

2. 危重病人护理记录的内容 包括病人的姓名、科别、住院病历号、床位号、页码、记录日期和时间、出入液量、体温、脉搏、呼吸、血压等病情观察、护理措施和效果、护士签名等。记录时间应具体到分钟。

3. 手术护理记录的内容 手术护理记录应当另页书写,内容包括病人姓名、住院病历号、手术日期、手术名称、术中护理情况,所用各种器械和敷料数量的清点、核对、巡回护士和手术器械护士签名等。

　　4. 健康教育的内容　涉及与恢复和促进病人健康有关的各方面知识与技能。主要包括：①疾病的诱发因素、发生与发展的过程。②可采取的治疗、护理方案。③有关检查目的及注意事项。④饮食与活动的注意事项。⑤疾病的预防及康复措施。

（魏丽丽）